Cucina a Basso Contenuto di Carboidrati per Neofiti

Guida Saporita alla Riduzione dei Carboidrati

Valentina Russo

Sommario

introduzione 7
   spaghetti cremosi 12
   Incredibili olive arrostite 14
   Deliziose tagliatelle vegetariane 16
   Cavoletti di Bruxelles con senape e aglio 18
   salsa di formaggio eccezionale 20
   rutabaga saltata 22
   deliziose chips di rapa 24
   incredibile accompagnamento irlandese 26
   zucchine al forno due volte 28
   deliziosa salsa 30
   Pilaf di funghi e canapa 32
   insalata asiatica 34
   piatto di verdure miste 36
   Incredibile polenta di cavolfiore 38
   ornamento sorprendente 41
   Funghi Speciali 45
   Fagiolini e vinaigrette salata 47
   Accompagnamento di melanzane brasate 49
   Soufflè al formaggio Cheddar 51
   gustosa insalata di cavolfiore 53
   riso fantastico 55
Ricette di antipasti e antipasti chetogenici 57
   Deliziose uova marinate 58
   Salsa Di Salsiccia E Formaggio 60
   Salsa salata di cipolla e cavolfiore 62
   Deliziosi biscotti al pesto 64
   Muffin alla zucca 66
   bombe calde 68
   speciali tortilla chips 70

Incredibili palline di jalapeno	72
muffin al cheeseburger	74
Salsa Per Pizza Salata	76
Fantastico spuntino al cheto muffin	78
Incredibile spuntino al formaggio fritto	80
barre di noce d'acero	82
Incredibile snack ai semi di chia	84
crostate semplici al pomodoro	86
salsa di avocado	89
Antipasto speciale di gamberi con prosciutto	91
Cracker Cheddar Con Broccoli	93
gustosi corndog	95
Gustosi nachos al pepe	97
barrette al burro di mandorle	99
Delizioso Panino Di Zucchine	101
chips di zucchine	103
hummus semplice	105
incredibili gambi di sedano	107
sandwich di manzo essiccato	109
salsa di granchio	111
Polpette di spinaci semplici	113
salsa di spinaci e aglio	115
antipasto di funghi	117
semplici grissini	119
polpette italiane	121
alette di parmigiano	123
Bastoncini di formaggio	125
Deliziosi bastoncini di broccoli	127
delizia al bacon	129
tazze di tacos	131
Gustosi involtini di uova di pollo	133
Patate Fritte Con Formaggio Halloumi	135
patata jalapeno	136
Deliziose tazze di cetriolo	138
insalata di caviale	140
spiedini marinati	142

Involtini di zucchine semplici 144
Biscotti Verdi Semplici 146
terrina di formaggio e pesto 148
salsa di avocado 150
gustose patatine fritte 152
Chips di peperoncino al limone 153
salsa di carciofi 155
Ricette chetogeniche di pesce e frutti di mare 157
torta di pesce speciale 158
gustoso pesce al forno 162
incredibile tilapia 164
Trota incredibile e salsa speciale 166
Meravigliosa salsa di trota e burro chiarificato 168
Salmone al forno 170
Deliziose polpette di salmone 172
Salmone con salsa di capperi 175
Ostriche alla griglia semplici 177
sogliola arrosto 179
salmone in crosta 181
salmone alla panna acida 183
Salmone grigliato 185
Tortini di tonno gustosi 187
Baccalà molto gustoso 189
Branzino saporito con capperi 191
merluzzo con rucola 193
Ippoglosso arrosto e verdure 195
gustoso curry di pesce 197
deliziosi gamberetti 199
barramundi alla griglia 201
Gambero al Cocco 203
insalata di gamberetti 205
Mahi Mahi alla griglia e salsa 207
Gamberetti piccanti 209
tortino di tacchino 211
zuppa di tacchino 214
delizia di tacchino arrosto 216

conclusione 219

introduzione

Vuoi dare una svolta alla tua vita? Vuoi diventare una persona più sana che può godere di una vita nuova e migliore? Allora sei decisamente nel posto giusto. Stai per scoprire una dieta meravigliosa e molto salutare che ha cambiato milioni di vite. Stiamo parlando della dieta chetogenica, uno stile di vita che ti affascinerà e ti trasformerà in una nuova persona in pochissimo tempo.
Quindi sediamoci, rilassiamoci e scopriamo di più sulla dieta chetogenica.

Una dieta chetogenica è povera di carboidrati. Questa è la prima e una delle cose più importanti che devi fare in questo momento. Durante questa dieta, il tuo corpo produce chetoni nel fegato e questi vengono utilizzati per produrre energia.
Il tuo corpo produrrà meno insulina e glucosio e verrà indotto uno stato di chetosi.
La chetosi è un processo naturale che appare quando la nostra assunzione di cibo è inferiore al normale. Il corpo si adatterà presto a questo stato e quindi riuscirai a perdere peso in breve

tempo, ma diventerai anche più sano e migliorerai le tue prestazioni fisiche e mentali.

I tuoi livelli di zucchero nel sangue miglioreranno e non sarai predisposto al diabete.

Inoltre, l'epilessia e le malattie cardiache possono essere prevenute se si segue una dieta chetogenica.

Il tuo colesterolo migliorerà e ti sentirai benissimo in men che non si dica.

Come ti sembra?

Una dieta chetogenica è semplice e facile da seguire purché si seguano alcune semplici regole. Non è necessario apportare grandi modifiche, ma ci sono alcune cose che dovresti sapere.

Quindi eccoti!

Se segui una dieta chetogenica, non puoi mangiare:
- Cereali come mais, cereali, riso, ecc.
- frutta come la banana
- Zucchero
- fagioli secchi
- Caro
- Patate
- patata dolce

Se segui una dieta chetogenica, puoi mangiare:
- Verdure come spinaci, fagiolini, cavoli, bok choy, ecc.
- Carni come pollame, pesce, maiale, agnello, manzo, ecc.
- Uova
- Verdure di superficie come cavolfiori o broccoli, cavolo napa o cavolo comune
- Noci e semi
- Formaggio
- Burro chiarificato o burro
- Avocado e tutti i tipi di frutti di bosco
- Dolcificanti come eritritolo, splenda, stevia e altri che contengono solo pochi carboidrati
- Olio di cocco
- olio di avocado
- Olio d'oliva

L'elenco degli alimenti che puoi mangiare con una dieta chetogenica è indulgente e ricco, come puoi vedere tu stesso. Quindi pensiamo che dovrebbe essere abbastanza facile per te iniziare questa dieta.

Se hai già fatto questa scelta, è ora di dare un'occhiata alla nostra straordinaria raccolta di ricette chetogeniche.

Scoprirai 50 delle migliori ricette di snack chetogenici al mondo e presto sarai in grado di realizzare ognuna di queste ricette.

Ora iniziamo il nostro magico viaggio culinario!
Stile di vita chetogenico... ci siamo!
Godere!

spaghetti cremosi

Questo è perfetto per un piatto di tacchino!

Tempo di preparazione: 10 minuti.
Tempo di cottura: 40 minuti.
Porzioni: 4

Ingredienti:

- 1 zucca spaghetti
- Sale e pepe nero a piacere
- 2 cucchiai di burro chiarificato
- 1 cucchiaino di condimento cajun
- Un pizzico di pepe di cayenna
- 2 tazze di panna acida

Indirizzi:

1. Infilzare gli spaghetti con una forchetta, adagiarli su una teglia foderata, infornare a 180 gradi e cuocere per 15 minuti.
2. Sfornate gli spaghetti di zucca, lasciateli raffreddare leggermente e togliete gli spaghetti di zucca.
3. Scaldare una padella con il burro chiarificato a fuoco medio, aggiungere gli spaghetti di zucca, mescolare e cuocere per qualche minuto.

4. Aggiungere sale, pepe, pepe di cayenna e condimento cajun, mescolare e cuocere per 1 minuto.
5. Aggiungere la panna, mescolare, cuocere altri 10 minuti, dividere tra i piatti e servire come contorno keto.

Godere!

Nutrizione: calorie 200, grassi 2, fibre 1, carboidrati 5, proteine 8

Incredibili olive arrostite

Questo è un ottimo seguito! Vedrai!

Tempo di preparazione: 10 minuti.
Tempo di cottura: 20 minuti.
Porzioni: 6

Ingredienti:

- 1 tazza di olive nere snocciolate
- 1 tazza di olive kalamata, snocciolate
- 1 tazza di olive verdi ripiene di mandorle e aglio
- ¼ tazza di olio d'oliva
- 10 spicchi d'aglio
- 1 cucchiaio di erbe di Provenza
- 1 cucchiaino di scorza di limone
- pepe nero a piacere
- Un po' di timo tritato per servire

Indirizzi:

1. Disporre le olive nere, kalamata e verdi su una teglia foderata, condire con olio d'oliva, aglio ed erbe di Provenza, mescolare per ricoprire, mettere in forno a 425 gradi F e cuocere per 10 minuti.

2. Unite le olive e infornate per altri 10 minuti.
3. Distribuire le olive nei piatti, cospargere di scorza di limone, pepe nero e timo, mescolare bene e servire caldo.

Godere!

Nutrizione: Calorie 200, Grassi 20, Fibre 4, Carboidrati 3, Proteine 1

Deliziose tagliatelle vegetariane

Sono così deliziosi e incredibilmente colorati!

Tempo di preparazione: 10 minuti.
Tempo di cottura: 20 minuti.
Porzioni: 6

Ingredienti:

- 1 zucchina, a spirale
- 1 zucchina tagliata a spirale
- 1 carota, tagliata a spirale
- 1 patata dolce tagliata a spirale
- 4 once di cipolla rossa, tritata
- 6 once di peperoni gialli, arancioni e rossi, tagliati a strisce sottili
- Sale e pepe nero a piacere
- 4 cucchiai di grasso di pancetta
- 3 spicchi d'aglio tritati

Indirizzi:

1. Distribuire le tagliatelle di zucchine su una teglia foderata.

2. Aggiungere la zucca, le carote, le patate dolci, le cipolle e tutti i peperoni.
3. Aggiungere sale, pepe e aglio e mescolare bene.
4. Aggiungere il grasso della pancetta, mescolare nuovamente tutti i noodles, infornare a 400 gradi F e cuocere per 20 minuti.
5. Trasferire nei piatti e servire immediatamente come contorno cheto.

Godere!

Nutrizione: Calorie 50, Grassi 1, Fibre 1, Carboidrati 6, Proteine 2

Cavoletti di Bruxelles con senape e aglio

Conosciamo molti lati fantastici dei cavoletti di Bruxelles cheto, ma questo è uno dei nostri preferiti!

Tempo di preparazione: 10 minuti.
Tempo di cottura: 40 minuti.
Porzioni: 4

Ingredienti:

- 1 libbra di cavoletti di Bruxelles, tagliati e tagliati a metà
- Sale e pepe nero a piacere
- 1 cucchiaio di aminoacidi di cocco
- 1 cucchiaio di senape di Digione
- 1 cucchiaio di spicchi d'aglio tritati
- 1 cucchiaio di burro chiarificato
- 1 testa d'aglio, spicchi sbucciati e separati
- 1 cucchiaio di semi di cumino

Indirizzi:

1. Disporre i cavoletti di Bruxelles su una teglia foderata.

2. Aggiungere l'aglio tritato, l'aglio intero, il burro chiarificato, la senape, il sale, il pepe, gli aminoacidi di cocco e i semi di cumino.
3. Mescolare per ricoprire molto bene, mettere in forno a 400 gradi F e cuocere per 40 minuti.
4. Trasferire nei piatti e servire come contorno su una teglia.

Godere!

Nutrizione: Calorie 70, Grassi 4, Fibre 2, Carboidrati 4, Proteine 2.4

salsa di formaggio eccezionale

Si abbina perfettamente a piatti di carne e pesce!

Tempo di preparazione: 10 minuti.
Tempo di cottura: 12 minuti.
Porzioni: 8

Ingredienti:

- 2 cucchiai di burro chiarificato
- ¼ tazza di formaggio cremoso, morbido
- ¼ tazza di panna montata
- ¼ tazza di formaggio cheddar grattugiato
- 2 cucchiai d'acqua
- Un po' di sale
- ¼ di cucchiaino di pepe di cayenna
- ½ cucchiaino di paprika dolce
- ½ cucchiaino di cipolla in polvere
- ½ cucchiaino di aglio in polvere
- 4 cucchiai di prezzemolo tritato

Indirizzi:

1. Scaldare una padella con il burro chiarificato a fuoco medio.

2. Aggiungere la panna acida e mescolare bene.
3. Aggiungere la crema di formaggio, mescolare e portare a ebollizione.
4. Togliere dal fuoco, aggiungere il formaggio cheddar, mescolare, tornare a fuoco medio e cuocere per 3-4 minuti.
5. Aggiungere acqua, un pizzico di sale, pepe di cayenna, cipolla e aglio in polvere, paprika e prezzemolo, mescolare bene, togliere dal fuoco e servire su piatti di carne o pesce.

Godere!

Nutrizione: Calorie 200, Grassi 13, Fibre 0, Carboidrati 1, Proteine 6

rutabaga saltata

Hai mai sentito parlare di un piatto cheto così gustoso? Presta attenzione e impara a preparare questo piatto semplice!

Tempo di preparazione: 10 minuti.
Tempo di cottura: 10 minuti.
Porzioni: 4

Ingredienti:

- 2 rape, rifilate e affettate sottilmente
- Sale e pepe nero a piacere
- 1 cucchiaio di prezzemolo tritato
- 1 cucchiaio di burro chiarificato
- 2 spicchi d'aglio tritati

Indirizzi:

1. Metti un po' d'acqua in una padella e mettila a fuoco medio.
2. Aggiungere le fette di rutabaga, cuocere per 5 minuti, scolare e trasferire in una ciotola.
3. Scaldare una padella con il burro chiarificato a fuoco medio.
4. Aggiungere l'aglio, mescolare e cuocere per 1 minuto.

5. Aggiungere le fette di rutabaga, salare, pepare e cuocere fino a doratura su entrambi i lati.
6. Aggiungere il prezzemolo, mescolare per ricoprire, trasferire nei piatti e servire caldo.

Godere!

Nutrizione: Calorie 87, Grassi 2,4, Fibre 3, Carboidrati 5, Proteine 4

deliziose chips di rapa

Puoi preparare queste patatine molto velocemente e hanno un sapore incredibile!

Tempo di preparazione: 10 minuti.
Tempo di cottura: 25 minuti.
Porzioni: 4

Ingredienti:

- 2 libbre di rape, sbucciate e tagliate a bastoncini
- sale a piacere
- ¼ tazza di olio d'oliva

Per il mix di condimenti:

- 2 cucchiai di peperoncino in polvere
- 1 cucchiaino di aglio in polvere
- ½ cucchiaino di origano essiccato
- 1 cucchiaino e ½ di cipolla in polvere
- 1 cucchiaio e mezzo di cumino, macinato

Indirizzi:

1. In una ciotola unire il peperoncino in polvere con la cipolla e uno spicchio d'aglio, il cumino e l'origano e mescolare bene.

2. Aggiungere i bastoncini di pastinaca, strofinare bene e stendere su una teglia foderata.
3. Condire con sale, condire con olio d'oliva, mescolare bene e cuocere in forno a 350 gradi F per 25 minuti.
4. Lasciare raffreddare leggermente le pastinache prima di servire come contorno cheto.

Godere!

Nutrizione: Calorie 140, Grassi 2, Fibre 1, Carboidrati 1, Proteine 6

incredibile accompagnamento irlandese

Questo è così fantastico e fantastico!

Tempo di preparazione: 10 minuti.
Tempo di cottura: 15 minuti.
Porzioni: 6

Ingredienti:

- 1 tazza di foglie di spinaci
- 3 tazze di cimette di cavolfiore
- ¼ di tazza di panna
- 4 cucchiai di burro chiarificato
- Sale e pepe nero a piacere
- ½ tazza di panna acida
- 1 avocado, snocciolato e sbucciato

Indirizzi:

1. In una ciotola resistente al calore, unire gli spinaci con le cimette di cavolfiore, mettere nel microonde e cuocere per 15 minuti.
2. Schiacciate l'avocado con una forchetta e unitelo al composto di spinaci.

3. Aggiungere anche sale, pepe, panna, burro chiarificato e panna e frullare con un frullatore ad immersione.
4. Trasferire nei piatti e servire con una bistecca.

Godere!

Nutrizione: Calorie 190, Grassi 16, Fibre 7, Carboidrati 3, Proteine 5

zucchine al forno due volte

Servire con un piatto di agnello e buon appetito!

Tempo di preparazione: 10 minuti.
Tempo di cottura: 30 minuti.
Porzioni: 4

Ingredienti:

- 2 zucchine tagliate a metà e ciascuna metà a metà nel senso della lunghezza
- ¼ tazza di cipolla gialla tritata
- ½ tazza di formaggio cheddar grattugiato
- 4 strisce di pancetta, cotte e sbriciolate
- ¼ tazza di panna acida
- 2 once di crema di formaggio, morbida
- 1 cucchiaio di peperoncino jalapeno tritato
- Sale e pepe nero a piacere
- 2 cucchiai di burro chiarificato

Indirizzi:

1. Scava l'interno delle zucchine, metti la polpa in una ciotola e metti le tazze di zucchine su una teglia.

2. Aggiungi cipolla, formaggio cheddar, pancetta sbriciolata, jalapeño, sale, pepe, panna acida, crema di formaggio e burro chiarificato nella ciotola.
3. Sbattere molto bene, farcire con questo composto i quarti di zucchine, infornare a 180 gradi e cuocere per 30 minuti.
4. Distribuire le zucchine nei piatti e servire con alcune costolette di agnello a parte.

Godere!

Nutrizione: Calorie 260, Grassi 22, Fibre 4, Carboidrati 3, Proteine 10

deliziosa salsa

Questa salsa cheto è fuori dal mondo!

Tempo di preparazione: 10 minuti.
Tempo di cottura: 10 minuti.
Porzioni: 4

Ingredienti:

- 4 once di salsiccia tritata
- Sale e pepe nero a piacere
- 1 tazza di crema di latte
- 2 cucchiai di burro chiarificato
- ½ cucchiaino di gomma di guar

Indirizzi:

1. Scaldare una padella a fuoco medio, aggiungere i pezzi di salsiccia, mescolare, cuocere per 4 minuti e trasferire in un piatto.
2. Riporta la padella a fuoco medio, aggiungi il burro chiarificato e sciogliilo.
3. Aggiungere la panna, il sale, il pepe e la gomma di guar, mescolare e cuocere finché non inizia ad addensarsi.

4. Riporta la salsiccia nella padella, mescola bene, spegni il fuoco e condisci con una gustosa bistecca cheto. Godere!

Nutrizione: Calorie 345, Grassi 34, Fibre 0, Carboidrati 2, Proteine 4

Pilaf di funghi e canapa

È un contorno molto interessante e delizioso!

Tempo di preparazione: 10 minuti.

Tempo di cottura: 20 minuti.

Porzioni: 4

Ingredienti:

- 2 cucchiai di burro chiarificato
- ¼ di tazza di mandorle affettate
- 3 funghi, tritati
- 1 tazza di semi di canapa
- Sale e pepe nero a piacere
- ½ cucchiaino di aglio in polvere
- ½ tazza di brodo di pollo
- ¼ di cucchiaino di prezzemolo essiccato

Indirizzi:

1. Scaldare una padella con il burro chiarificato a fuoco medio, aggiungere le mandorle e i funghi, mescolare e cuocere per 4 minuti.
2. Aggiungere i semi di canapa e mescolare.

3. Aggiungere sale, pepe, prezzemolo, aglio in polvere e brodo, mescolare, abbassare la fiamma, coprire la padella e cuocere fino a quando il brodo non si sarà assorbito.
4. Dividere nei piatti e servire come contorno.

Godere!

Nutrizione: Calorie 324, Grassi 24, Fibre 15, Carboidrati 2, Proteine 15

insalata asiatica

Ha un sapore incredibile e delizioso! Si abbina perfettamente con alcuni gamberi keto!

Tempo di preparazione: 30 minuti.
Tempo di cottura: 10 minuti.
Porzioni: 4

Ingredienti:

- 1 cetriolo grande, affettato sottilmente
- 1 erba cipollina tritata
- 2 cucchiai di olio di cocco
- 1 confezione di spaghetti asiatici
- 1 cucchiaio di aceto balsamico
- 1 cucchiaio di olio di sesamo
- ¼ di cucchiaino di scaglie di peperoncino
- Sale e pepe nero a piacere
- 1 cucchiaino di sesamo

Indirizzi:

1. Cuocere la pasta secondo le indicazioni sulla confezione, scolare e sciacquare bene.

2. Scaldare una padella con l'olio di cocco a fuoco medio-alto, aggiungere i noodles, coprire la padella e friggere per 5 minuti fino a renderli abbastanza croccanti.
3. Trasferirli su carta assorbente e scolare il grasso.
4. In una ciotola, mescolare le fette di cetriolo con lo scalogno, i fiocchi di peperoncino, l'aceto, l'olio di sesamo, i semi di sesamo, il sale, il pepe e le tagliatelle.
5. Mescolare bene, mettere in frigo per 30 minuti e servire come contorno per dei gamberi alla griglia.

Godere!

Nutrizione: Calorie 400, Grassi 34, Fibre 2, Carboidrati 4, Proteine 2

piatto di verdure miste

Servi con una gustosa bistecca cheto!

Tempo di preparazione: 10 minuti.
Tempo di cottura: 10 minuti.
Porzioni: 4

Ingredienti:
- 14 once di funghi, affettati
- 3 once di cimette di broccoli
- 3,5 once di piselli dolci
- 6 cucchiai di olio d'oliva
- Sale e pepe nero a piacere
- 3 once di peperone, tagliato a listarelle
- 3 once di spinaci, tritati
- 2 cucchiai di aglio tritato
- 2 cucchiai di semi di zucca
- Un pizzico di scaglie di peperoncino

Indirizzi:
1. Scaldare una padella con olio d'oliva a fuoco medio, aggiungere l'aglio, mescolare e cuocere per 1 minuto.

2. Aggiungere i funghi, mescolare e cuocere per altri 3 minuti.
3. Aggiungere i broccoli e mescolare il tutto.
4. Aggiungere i piselli e il peperone e mescolare ancora.
5. Aggiungere sale, pepe, semi di zucca e pepe in scaglie, mescolare e cuocere per qualche minuto.
6. Aggiungere gli spinaci, mescolare delicatamente, cuocere per qualche minuto, dividere nei piatti e servire come contorno.

Godere!

Nutrizione: Calorie 247, Grassi 23, Fibre 4, Carboidrati 3, Proteine 7

Incredibile polenta di cavolfiore

Questo deve essere molto interessante! Impariamo a prepararlo!

Tempo di preparazione: 10 minuti.
Tempo di cottura: 1 ora.
Porzioni: 2

Ingredienti:

- 1 testa di cavolfiore, le cimette separate e tritate
- ¼ tazza di nocciole
- 1 cucchiaio di olio d'oliva + 2 cucchiaini di olio extravergine d'oliva
- 1 cipolla gialla piccola, tritata
- 3 tazze di funghi shiitake tritati
- 4 spicchi d'aglio
- 3 cucchiai di lievito alimentare
- ½ bicchiere d'acqua
- prezzemolo tritato per servire

Indirizzi:

1. Distribuire le nocciole su una teglia foderata, metterle in forno a 350 gradi F e cuocere per 10 minuti.

2. Togliere le nocciole dal forno, lasciar raffreddare, tritare e mettere da parte per ora.
3. Distribuire le cimette di cavolfiore sulla teglia, condire con 1 cucchiaino di olio, mettere in forno a 400 gradi F e cuocere per 30 minuti.
4. In una ciotola, mescolare l'olio con ½ cucchiaino di olio e mescolare.
5. Mettere gli spicchi d'aglio in un foglio, cospargere con ½ cucchiaino di olio e avvolgere.
6. Distribuite la cipolla accanto al cavolfiore, aggiungete anche l'aglio avvolto nella padella, mettete tutto in forno e fate cuocere per 20 minuti.
7. Scaldare una padella con l'olio rimanente a fuoco medio, aggiungere i funghi, mescolare e cuocere per 8 minuti.
8. Togliere il cavolfiore dal forno e trasferirlo nel robot da cucina.
9. Scartare l'aglio, sbucciare e aggiungere anche al robot da cucina.
10. Aggiungere la cipolla, il lievito, il sale e il pepe e mescolare bene il tutto.
11. Distribuire la polenta nei piatti, guarnire con funghi, nocciole e prezzemolo e servire come contorno.

Godere!

Nutrizione: Calorie 342, Grassi 21, Fibre 12, Carboidrati 3, Proteine 14

ornamento sorprendente

Ti lascerà a bocca aperta!

Tempo di preparazione: 10 minuti.
È ora di cucinare: 4 ore e 20 minuti
Porzioni: 8

Ingredienti:
- 2 tazze di farina di mandorle
- 2 misurini di proteine del siero di latte in polvere
- ¼ di tazza di farina di cocco
- ½ cucchiaino di aglio in polvere
- 2 cucchiaini di lievito per dolci
- 1 tazza e ¼ di formaggio cheddar grattugiato
- 2 uova
- ¼ di tazza di burro chiarificato, sciolto
- ¾ tazza d'acqua

Per il ripieno:
- ½ tazza di cipolla gialla tritata
- 2 cucchiai di burro chiarificato
- 1 peperone rosso tritato
- 1 peperoncino jalapeno, tritato

- Sale e pepe nero a piacere
- 12 once di salsiccia tritata
- 2 uova
- ¾ tazza di brodo di pollo
- ¼ tazza di panna montata

Indirizzi:
1. In una ciotola, mescola la farina di cocco con le proteine del siero di latte, la farina di mandorle, l'aglio in polvere, il lievito e 1 tazza di formaggio cheddar e mescola.
2. Aggiungere l'acqua, 2 uova e ¼ di tazza di burro chiarificato e mescolare bene.
3. Trasferire questo su una teglia unta, cospargere con il restante formaggio cheddar, mettere in forno a 325 gradi F e cuocere per 30 minuti.
4. Lasciate raffreddare il pane per 15 minuti e tagliatelo a cubetti.
5. Distribuire i cubetti di pane su una teglia foderata, metterli in forno a 200 gradi F e cuocere per 3 ore.
6. Togliere i cubetti di pane dal forno e metterli da parte per ora.
7. Scaldare una padella con 2 cucchiai di burro chiarificato a fuoco medio, aggiungere la cipolla, mescolare e cuocere per 4 minuti.
8. Aggiungere il jalapeño e il peperone rosso, mescolare e cuocere per 5 minuti.
9. Salate e pepate, mescolate e trasferite il tutto in una ciotola.
10. Riscaldare la stessa padella a fuoco medio, aggiungere la salsiccia, mescolare e cuocere per 10 minuti.

11. Trasferire nella ciotola con le verdure, aggiungere anche il brodo, il pane e mantecare il tutto.
12. In una ciotola separata, sbattere 2 uova con un po' di sale, pepe e panna acida.
13. Aggiungere questo al composto di salsiccia e pane, mescolare, trasferire su una teglia unta, mettere in forno a 325 gradi F e cuocere per 30 minuti.
14. Servire caldo come contorno.

Godere!

Nutrizione: Calorie 340, Grassi 4, Fibre 6, Carboidrati 3.4, Proteine 7

Funghi Speciali

È così delizioso! Devi provarlo per vedere!

Tempo di preparazione: 10 minuti.
Tempo di cottura: 30 minuti.
Porzioni: 4

Ingredienti:

- 4 cucchiai di burro chiarificato
- 16 once di funghi baby
- Sale e pepe nero a piacere
- 3 cucchiai di cipolla secca
- 3 cucchiai di prezzemolo in scaglie
- 1 cucchiaino di aglio in polvere

Indirizzi:

1. In una ciotola, unire i fiocchi di prezzemolo con la cipolla, il sale, il pepe e l'aglio in polvere e mescolare.
2. In un'altra ciotola, mescolare i funghi con il burro chiarificato fuso e mescolare.
3. Aggiungere il mix di condimento, mescolare bene, stendere su una teglia foderata, mettere in forno a 300 gradi F e cuocere per 30 minuti.

4. Servire come contorno a un gustoso arrosto keto. Godere!

Nutrizione: Calorie 152, Grassi 12, Fibre 5, Carboidrati 6, Proteine 4

Fagiolini e vinaigrette salata

Troverai questo contorno keto davvero incredibile!

Tempo di preparazione: 10 minuti.
Tempo di cottura: 12 minuti.
Porzioni: 8

Ingredienti:

- 2 once di chorizo tritato
- 1 spicchio d'aglio tritato
- 1 cucchiaino di succo di limone
- 2 cucchiaini di paprika affumicata
- ½ tazza di aceto di cocco
- 4 cucchiai di olio di macadamia
- ¼ di cucchiaino di coriandolo macinato
- Sale e pepe nero a piacere
- 2 cucchiai di olio di cocco
- 2 cucchiai di brodo di carne
- 2 chili di fagiolini

Indirizzi:

1. In un frullatore, unire il chorizo con sale, pepe, aceto, aglio, succo di lime, paprika e coriandolo e premere bene.
2. Aggiungere il brodo e l'olio di macadamia e mescolare di nuovo.
3. Scaldare una padella con l'olio di cocco a fuoco medio, aggiungere i fagiolini e il composto di chorizo, mescolare e cuocere per 10 minuti.
4. Dividere nei piatti e servire.

Godere!

Nutrizione: Calorie 160, Grassi 12, Fibre 4, Carboidrati 6, Proteine 4

Accompagnamento di melanzane brasate

Prova questo piatto keto vietnamita!

Tempo di preparazione: 10 minuti.

Tempo di cottura: 15 minuti.

Porzioni: 4

Ingredienti:

- 1 grande melanzana asiatica, tagliata a pezzi medi
- 1 cipolla gialla, affettata finemente
- 2 cucchiai di olio vegetale
- 2 cucchiaini di aglio tritato
- ½ tazza di salsa vietnamita
- ½ bicchiere d'acqua
- 2 cucchiaini di pasta di peperoncino
- ¼ tazza di latte di cocco
- 4 cipolle verdi tritate

Per la salsa vietnamita:

- 1 cucchiaino di zucchero di palma
- ½ tazza di brodo di pollo
- 2 cucchiai di salsa di pesce

Indirizzi:
1. Mettere il brodo in una casseruola e scaldare a fuoco medio.
2. Aggiungere lo zucchero e la salsa di pesce, mescolare bene e mettere da parte per ora.
3. Scaldare una padella a fuoco medio, aggiungere i pezzi di melanzana, farli rosolare per 2 minuti e trasferirli in un piatto.
4. Scaldare nuovamente la padella con l'olio a fuoco medio-alto, aggiungere la cipolla gialla e l'aglio, mescolare e cuocere per 2 minuti.
5. Restituire i pezzi di melanzane e cuocere per 2 minuti.
6. Aggiungi l'acqua, la salsa vietnamita che hai preparato in precedenza, la pasta di peperoncino e il latte di cocco, mescola e cuoci per 5 minuti.
7. Aggiungere l'erba cipollina, mescolare, cuocere per un altro minuto, trasferire nei piatti e servire come contorno.

Godere!

Nutrizione: Calorie 142, Grassi 7, Fibre 4, Carboidrati 5, Proteine 3

Soufflè al formaggio Cheddar

Se segui una dieta chetogenica, devi provare questo contorno! Servire con una bistecca a parte!

Tempo di preparazione: 10 minuti.
Tempo di cottura: 25 minuti.
Porzioni: 8

Ingredienti:

- ¾ tazza di panna acida
- 2 tazze di formaggio cheddar grattugiato
- 6 uova
- Sale e pepe nero a piacere
- ¼ cucchiaino di cremor tartaro
- Un pizzico di pepe di cayenna
- ½ cucchiaino di gomma di xantano
- 1 cucchiaino di senape in polvere
- ¼ tazza di erba cipollina, tritata
- ½ tazza di farina di mandorle
- spray da cucina

Indirizzi:

1. In una ciotola unire la farina di mandorle con sale, pepe, senape, gomma di xantano e pepe di cayenna e mescolare bene.
2. Aggiungere il formaggio, la panna, l'erba cipollina, le uova e il cremor tartaro e sbattere ancora bene.
3. Ungere 8 teglie con uno spray da cucina, versare il composto di formaggio cheddar e erba cipollina, mettere in forno a 350 gradi F e cuocere per 25 minuti.
4. Servi i tuoi soufflé con una gustosa bistecca cheto.

Godere!

Nutrizione: calorie 288, grassi 23, fibre 1, carboidrati 3,3, proteine 14

gustosa insalata di cavolfiore

Questo è molto meglio di quanto si possa pensare!

Tempo di preparazione: 10 minuti.
Tempo di cottura: 5 minuti.
Porzioni: 10

Ingredienti:

- 21 once di cavolfiore, cimette separate
- Sale e pepe nero a piacere
- 1 tazza di cipolla rossa tritata
- 1 tazza di sedano tritato
- 2 cucchiai di aceto di sidro
- 1 cucchiaino di splendore
- 4 uova sode, sbucciate e tritate
- 1 tazza di maionese
- 1 cucchiaio d'acqua

Indirizzi:

1. Metti le cimette di cavolfiore in una ciotola resistente al calore, aggiungi l'acqua, copri e cuoci nel microonde per 5 minuti.

2. Lasciare riposare per altri 5 minuti e trasferire in un'insalatiera.
3. Aggiungere il sedano, le uova e le cipolle e mescolare delicatamente.
4. In una ciotola mescolare la maionese con sale, pepe, splenda e aceto e sbattere bene.
5. Aggiungere questo all'insalata, mescolare bene e servire immediatamente con un'insalata.

Godere!

Nutrizione: Calorie 211, Grassi 20, Fibre 2, Carboidrati 3, Proteine 4

riso fantastico

Non preoccuparti! Non è fatto con vero riso!

Tempo di preparazione: 10 minuti.
Tempo di cottura: 30 minuti.
Porzioni: 4

Ingredienti:

- 1 testa di cavolfiore, cimette separate
- Sale e pepe nero a piacere
- 10 once di latte di cocco
- ½ bicchiere d'acqua
- 2 fette di zenzero
- 2 cucchiai di cocco grattugiato tostato

Indirizzi:

1. Mettere il cavolfiore nel robot da cucina e frullare.
2. Trasferite il riso al cavolfiore su un canovaccio, pressate bene e mettete da parte.
3. Scaldare una padella con il latte di cocco a fuoco medio.
4. Aggiungere l'acqua e lo zenzero, mescolare e portare a ebollizione.

5. Aggiungere il cavolfiore, mescolare e cuocere per 30 minuti.
6. Scartare lo zenzero, aggiungere sale, pepe e cocco grattugiato, mescolare delicatamente, dividere tra i piatti e servire come accompagnamento a un piatto a base di pollo.

Godere!

Nutrizione: Calorie 108, Grassi 3, Fibre 6, Carboidrati 5, Proteine 9

Ricette di antipasti e antipasti chetogenici

Deliziose uova marinate

È un fatto! Sono deliziosi!

Tempo di preparazione: 2 ore e 10 minuti
Tempo di cottura: 7 minuti.
Porzioni: 4

Ingredienti:

- 6 uova
- 1 tazza e ¼ di acqua
- ¼ di tazza di aceto di riso non zuccherato
- 2 cucchiai di aminoacidi al cocco
- Sale e pepe nero a piacere
- 2 spicchi d'aglio tritati
- 1 cucchiaino di stevia
- 4 once di crema di formaggio
- 1 cucchiaio di erba cipollina tritata

Indirizzi:

1. Mettere le uova in una casseruola, aggiungere acqua fino a coprire, portare a ebollizione a fuoco medio, coprire e cuocere per 7 minuti.
2. Lavate le uova in acqua fredda e mettetele da parte a raffreddare.

3. In una ciotola, mescolare 1 tazza d'acqua con aminoacidi di cocco, aceto, stevia e aglio e frullare bene.
4. Mettere le uova in questa miscela, coprire con un canovaccio e mettere da parte per 2 ore, girando di tanto in tanto.
5. Sbucciate le uova, tagliatele a metà e mettete i tuorli in una ciotola.
6. Aggiungere ¼ di tazza d'acqua, crema di formaggio, sale, pepe ed erba cipollina e mescolare bene.
7. Farcite gli albumi con questo composto e servite.

Godere!

Nutrizione: Calorie 210, Grassi 3, Fibre 1, Carboidrati 3, Proteine 12

Salsa Di Salsiccia E Formaggio

Questa è un'ottima idea come antipasto o merenda!

Tempo di preparazione: 10 minuti.

È ora di cucinare: 2 ore e 10 minuti

Porzioni: 28

Ingredienti:

- 8 once di crema di formaggio
- Un pizzico di sale e pepe nero.
- 16 once di panna acida
- 8 once di peperoncino, tritato
- 15 once di pomodori in scatola mescolati con habaneros
- Salsiccia italiana da 1 libbra, macinata
- ¼ tazza di cipolla verde tritata

Indirizzi:

1. Scaldare una padella a fuoco medio, aggiungere la salsiccia, mescolare e cuocere fino a doratura.
2. Aggiungere il composto di pomodoro, mescolare e cuocere per altri 4 minuti.

3. Aggiungere un pizzico di sale, pepe ed erba cipollina, mescolare e cuocere per 4 minuti.
4. Distribuisci il peperoncino sul fondo della pentola a cottura lenta.
5. Aggiungere la crema di formaggio, il composto di salsiccia e la panna acida, coprire e cuocere a fuoco vivo per 2 ore.
6. Scoprire la pentola a cottura lenta, mescolare la salsa, trasferirla in una ciotola e servire.

Godere!

Nutrizione: Calorie 144, Grassi 12, Fibre 1, Carboidrati 3, Proteine 6

Salsa salata di cipolla e cavolfiore

È una combinazione davvero incredibile! Tentativo!

Tempo di preparazione: 2 ore e 10 minuti
Tempo di cottura: 30 minuti.
Porzioni: 24

Ingredienti:

- 1 tazza e ½ di brodo di pollo
- 1 testa di cavolfiore, cimette separate
- ¼ tazza di maionese
- ½ tazza di cipolla gialla tritata
- ¾ tazza di ricotta
- ½ cucchiaino di peperoncino in polvere
- ½ cucchiaino di cumino macinato
- ½ cucchiaino di aglio in polvere
- Sale e pepe nero a piacere

Indirizzi:

1. Mettere il brodo in una casseruola, aggiungere il cavolfiore e la cipolla, scaldare a fuoco medio e cuocere per 30 minuti.

2. Aggiungere peperoncino in polvere, sale, pepe, cumino e aglio in polvere e mescolare.
3. Aggiungere anche la crema di formaggio e mescolare un po' finché non si scioglie.
4. Frullare in un frullatore e mescolare con la maionese.
5. Trasferire in una ciotola e mettere in frigo per 2 ore prima di servire.

Godere!

Nutrizione: Calorie 60, Grassi 4, Fibre 1, Carboidrati 1, Proteine 1

Deliziosi biscotti al pesto

È uno degli snack chetogenici più gustosi di sempre!

Tempo di preparazione: 10 minuti.
Tempo di cottura: 17 minuti.
Porzioni: 6

Ingredienti:

- ½ cucchiaino di lievito in polvere
- Sale e pepe nero a piacere
- 1 tazza e ¼ di farina di mandorle
- ¼ di cucchiaino di basilico essiccato
- 1 spicchio d'aglio tritato
- 2 cucchiai di pesto di basilico
- Un pizzico di pepe di cayenna
- 3 cucchiai di burro chiarificato

Indirizzi:

1. In una ciotola unire sale, pepe, lievito e farina di mandorle.
2. Aggiungere l'aglio, il pepe di cayenna e il basilico e mescolare.
3. Aggiungere il pesto e frullare.

4. Aggiungere anche il burro chiarificato e mescolare l'impasto con le dita.
5. Stendere questo impasto su una teglia foderata, metterlo in forno a 325 gradi F e cuocere per 17 minuti.
6. Lasciate raffreddare, tagliate i vostri biscotti e servite come spuntino.

Godere!

Nutrizione: Calorie 200, Grassi 20, Fibre 1, Carboidrati 4, Proteine 7

Muffin alla zucca

Puoi persino portare questo spuntino in ufficio!

Tempo di preparazione: 10 minuti.
Tempo di cottura: 15 minuti.
Porzioni: 18

Ingredienti:

- ¼ tazza di burro di semi di girasole
- ¾ tazza di purea di zucca
- 2 cucchiai di farina di semi di lino
- ¼ di tazza di farina di cocco
- ½ tazza di eritritolo
- ½ cucchiaino di noce moscata macinata
- 1 cucchiaino di cannella in polvere
- ½ cucchiaino di bicarbonato di sodio
- 1 uovo
- ½ cucchiaino di lievito in polvere
- Un po' di sale

Indirizzi:

1. In una ciotola mescolate il burro con la purea di zucca e l'uovo e mescolate bene.

2. Aggiungere la farina di semi di lino, la farina di cocco, l'eritritolo, il bicarbonato, il lievito, la noce moscata, la cannella e un pizzico di sale e mescolare bene.
3. Versare questo in una teglia per muffin unta, mettere in forno a 350 gradi F e cuocere per 15 minuti.
4. Lasciate raffreddare i muffin e serviteli come merenda.

Godere!

Nutrizione: calorie 50, grassi 3, fibre 1, carboidrati 2, proteine 2

bombe calde

Questo panino è facile da fare! Tentativo!

Tempo di preparazione: 10 minuti.
Tempo di cottura: 0 minuti.
Porzioni: 6

Ingredienti:

- 8 olive nere snocciolate e tritate
- Sale e pepe nero a piacere
- 2 cucchiai di pesto di pomodori secchi
- 14 fette di peperoni tritati
- 4 once di crema di formaggio
- 1 cucchiaio di basilico tritato

Indirizzi:

1. In una ciotola, unire la crema di formaggio con sale, pepe, peperoni, basilico, pesto di pomodori secchi e olive nere e mescolare bene.
2. Formate delle palline con questo composto, mettetele in una ciotola e servite.

Godere!

Nutrizione: Calorie 110, Grassi 10, Fibre 0, Carboidrati 1.4, Proteine 3

speciali tortilla chips

È una ricetta cheto eccezionale!

Tempo di preparazione: 10 minuti.
Tempo di cottura: 14 minuti.
Porzioni: 6

Ingredienti:

Per le tortillas:

- 2 cucchiaini di olio d'oliva
- 1 tazza di farina di semi di lino
- 2 cucchiai di buccia di psillio in polvere
- ¼ cucchiaino di gomma di xantano
- 1 tazza d'acqua
- ½ cucchiaino di curry in polvere
- 3 cucchiaini di farina di cocco

Per le patatine:

- 6 tortillas di lino
- Sale e pepe nero a piacere
- 3 cucchiai di olio vegetale
- salsa fresca da servire
- Panna acida da servire

Indirizzi:
1. In una ciotola mescolate la farina di semi di lino con la polvere di psillio, l'olio d'oliva, la gomma di xantano, l'acqua e il curry e mescolate fino ad ottenere un impasto elastico.
2. Distribuire la farina di cocco su un piano di lavoro.
3. Dividi l'impasto in 6 pezzi, posiziona ogni pezzo sulla superficie di lavoro e arrotolalo in un cerchio e taglia ogni pezzo in 6 pezzi.
4. Scaldare una padella con l'olio vegetale a fuoco medio-alto, aggiungere le tortillas, friggere per 2 minuti su ciascun lato e trasferirle su salviette di carta.
5. Mettere le tortillas in una ciotola, condire con sale e pepe e servire con una cucchiaiata di salsa fraiche e panna acida a parte.

Godere!

Nutrizione: Calorie 30, Grassi 3, Fibre 1.2, Carboidrati 0.5, Proteine 1

Incredibili palline di jalapeno

Sono facili da fare, ma sono così gustosi e deliziosi!

Tempo di preparazione: 10 minuti.
Tempo di cottura: 10 minuti.
Porzioni: 3

Ingredienti:

- 3 fette di pancetta
- 3 once di crema di formaggio
- ¼ cucchiaino di cipolla in polvere
- Sale e pepe nero a piacere
- 1 peperoncino jalapeno, tritato
- ½ cucchiaino di prezzemolo essiccato
- ¼ cucchiaino di aglio in polvere

Indirizzi:

1. Scaldare la padella a fuoco medio-alto, aggiungere la pancetta, cuocere fino a renderla croccante, trasferirla su salviette di carta, scolare il grasso e sbriciolarla.
2. Prenota il grasso della pancetta dalla padella.

3. In una ciotola, unire la crema di formaggio con i peperoni jalapeno, la cipolla e l'aglio in polvere, il prezzemolo, il sale e il pepe e mescolare bene.
4. Aggiungere il lardo e la pancetta sbriciolata, mescolare delicatamente, formare delle palline e servire.

Godere!

Nutrizione: Calorie 200, Grassi 18, Fibre 1, Carboidrati 2, Proteine 5

muffin al cheeseburger

Questo è un ottimo antipasto cheto per una serata sportiva!

Tempo di preparazione: 10 minuti.
Tempo di cottura: 30 minuti.
Porzioni: 9

Ingredienti:
- ½ tazza di farina di semi di lino
- ½ tazza di farina di mandorle
- Sale e pepe nero a piacere
- 2 uova
- 1 cucchiaino di lievito in polvere
- ¼ tazza di panna acida

Per il ripieno:
- ½ cucchiaino di cipolla in polvere
- 16 once di carne macinata
- Sale e pepe nero a piacere
- 2 cucchiai di concentrato di pomodoro
- ½ cucchiaino di aglio in polvere
- ½ tazza di formaggio cheddar grattugiato
- 2 cucchiai di senape

Indirizzi:
1. In una ciotola mescolate la farina di mandorle con la farina di semi di lino, il sale, il pepe e il lievito e sbattete.
2. Aggiungere le uova e la panna acida e mescolare molto bene.
3. Dividetelo in uno stampo da muffin imburrato e schiacciatelo bene con le dita.
4. Scaldare una padella a fuoco medio-alto, aggiungere la carne, mescolare e rosolare per qualche minuto.
5. Aggiungere sale, pepe, cipolla in polvere, aglio in polvere e concentrato di pomodoro e mescolare bene.
6. Cuocere per altri 5 minuti e togliere dal fuoco.
7. Riempire le croste di cupcake con questa miscela, mettere in forno a 350 gradi F e cuocere per 15 minuti.
8. Distribuire sopra il formaggio, rimettere in forno e cuocere i muffin per altri 5 minuti.
9. Servire con senape e i tuoi condimenti preferiti in cima.

Godere!

Nutrizione: calorie 245, grassi 16, fibre 6, carboidrati 2, proteine 14

Salsa Per Pizza Salata

Amerai questa fantastica immersione!

Tempo di preparazione: 10 minuti.
Tempo di cottura: 20 minuti.
Porzioni: 4

Ingredienti:

- 4 once di crema di formaggio, morbida
- ½ tazza di mozzarella
- ¼ tazza di panna acida
- Sale e pepe nero a piacere
- 1/2 tazza di salsa di pomodoro
- ¼ tazza di maionese
- ¼ tazza di parmigiano grattugiato
- 1 cucchiaio di peperone verde tritato
- 6 fette di peperoni tritati
- ½ cucchiaino di condimento italiano
- 4 olive nere snocciolate e tritate

Indirizzi:

1. In una ciotola mescolate la crema di formaggio con la mozzarella, la panna acida, la maionese, il sale e il pepe e mescolate bene.
2. Distribuiscilo in 4 stampini, aggiungi uno strato di salsa di pomodoro, poi uno strato di parmigiano, aggiungi peperone, peperoni, condimento italiano e olive nere.
3. Mettere in forno a 350 gradi F e cuocere per 20 minuti.
4. Servire caldo.

Godere!

Nutrizione: Calorie 400, Grassi 34, Fibre 4, Carboidrati 4, Proteine 15

Fantastico spuntino al cheto muffin

Tutti apprezzano un grande regalo! Provalo presto!

Tempo di preparazione: 10 minuti.
Tempo di cottura: 15 minuti.
Porzioni: 20

Ingredienti:

- ½ tazza di farina di semi di lino
- ½ tazza di farina di mandorle
- 3 cucchiai
- 1 cucchiaio di polvere di psillio
- Un po' di sale
- spray da cucina
- ¼ di cucchiaino di lievito in polvere
- 1 uovo
- ¼ tazza di latte di cocco
- 1/3 di tazza di panna acida
- 3 salsicce tagliate in 20 pezzi

Indirizzi:

1. In una ciotola, mescolare la farina di semi di lino con la farina, la polvere di psillio, il tonico, il sale e il lievito e mescolare.
2. Aggiungere l'uovo, la panna acida e il latte di cocco e sbattere bene.
3. Ungete una teglia per muffin con olio da cucina, dividete la pastella appena preparata, mettete un pezzo di hot dog al centro di ogni muffin, mettete in forno a 180 gradi e cuocete per 12 minuti.
4. Grigliare sulla griglia preriscaldata per altri 3 minuti, dividere su un piatto e servire.

Godere!

Nutrizione: Calorie 80, Grassi 6, Fibre 1, Carboidrati 1, Proteine 3

Incredibile spuntino al formaggio fritto

È uno spuntino cheto croccante e gustoso!

Tempo di preparazione: 10 minuti.

Tempo di cottura: 10 minuti.

Porzioni: 6

Ingredienti:

- 2 once di olive, snocciolate e tritate
- 5 once di formaggio bianco, a cubetti e congelato per alcuni minuti
- Un pizzico di scaglie di peperoncino
- 1 cucchiaio e mezzo di olio d'oliva

Indirizzi:

1. Scaldare una padella con l'olio d'oliva a fuoco medio-alto, aggiungere i cubetti di formaggio e cuocere fino a quando il fondo si scioglie un po'.
2. Girare i cubetti con una spatola e cospargere di olive nere.
3. Lasciare cuocere i cubetti ancora un po', girare e cospargere con i fiocchi di peperoncino e cuocere fino a renderli croccanti.

4. Girare, cuocere anche l'altro lato fino a renderlo croccante, trasferire su un tagliere, tagliare a cubetti e servire come spuntino.

Godere!

Nutrizione: Calorie 500, Grassi 43, Fibre 4, Carboidrati 2, Proteine 30

barre di noce d'acero

Questo è uno spuntino cheto molto salutare da provare presto!

Tempo di preparazione: 10 minuti.
Tempo di cottura: 25 minuti.
Porzioni: 12

Ingredienti:

- ½ tazza di farina di semi di lino
- 2 tazze di noci, tostate e tritate
- 1 tazza di farina di mandorle
- ½ tazza di olio di cocco
- ¼ cucchiaino di stevia
- ½ tazza di cocco grattugiato
- ¼ tazza di "sciroppo d'acero"

Per lo sciroppo d'acero:

- ¼ tazza di eritritolo
- 2 cucchiaini e ¼ di olio di cocco
- 1 cucchiaio di burro chiarificato
- ¼ cucchiaino di gomma di xantano
- ¾ tazza d'acqua
- 2 cucchiaini di estratto di acero

- ½ cucchiaino di estratto di vaniglia

Indirizzi:
1. In una ciotola resistente al calore, mescola il burro chiarificato con 2 1/4 cucchiaini di olio di cocco e gomma di xantano, mescola, cuoci nel microonde e scalda per 1 minuto.
2. Aggiungere l'eritritolo, l'acqua, l'estratto d'acero e la vaniglia, mescolare bene e cuocere nel microonde per un altro minuto.
3. In una ciotola mescolate la farina di semi di lino con la farina di cocco e di mandorle e mescolate.
4. Aggiungere le noci e mescolare ancora.
5. Aggiungere ¼ tazza di sciroppo d'acero, stevia e ½ tazza di olio di cocco e mescolare bene.
6. Stendere questo su una teglia, premere bene, mettere in forno a 350 gradi F e cuocere per 25 minuti.
7. Lascia raffreddare, taglia in 12 barrette e servi come spuntino cheto.

Godere!

Nutrizione: Calorie 300, Grassi 30, Fibre 12, Carboidrati 2, Proteine 5

Incredibile snack ai semi di chia

Prova questi deliziosi biscotti oggi!

Tempo di preparazione: 10 minuti.
Tempo di cottura: 35 minuti.
Porzioni: 36

Ingredienti:

- 1 tazza e ¼ di acqua ghiacciata
- ½ tazza di semi di chia, macinati
- 3 once di formaggio cheddar grattugiato
- ¼ cucchiaino di gomma di xantano
- 2 cucchiai di olio d'oliva
- 2 cucchiai di buccia di psillio in polvere
- ¼ di cucchiaino di origano essiccato
- ¼ cucchiaino di aglio in polvere
- ¼ cucchiaino di cipolla in polvere
- Sale e pepe nero a piacere
- ¼ di cucchiaino di paprika dolce

Indirizzi:

1. In una ciotola unire i semi di chia con la gomma di xantano, la polvere di psillio, l'origano, l'aglio e la

cipolla in polvere, la paprika, il sale e il pepe e mescolare.
2. Aggiungere l'olio e mescolare bene.
3. Aggiungere l'acqua ghiacciata e mescolare fino ad ottenere un impasto sodo.
4. Stendere questo su una teglia, mettere in forno a 350 gradi F e cuocere per 35 minuti.
5. Lascia raffreddare, taglia in 36 biscotti e servi come spuntino cheto.

Godere!

Nutrizione: Calorie 50, Grassi 3, Fibre 1, Carboidrati 0,1, Proteine 2

crostate semplici al pomodoro

Questi sono snack keto semplici ma molto gustosi!

Tempo di preparazione: 10 minuti.
È ora di cucinare: 1 ora e 10 minuti
Porzioni: 12

Ingredienti:

- ¼ tazza di olio d'oliva
- 2 pomodori, a fette
- Sale e pepe nero a piacere

Per la base:

- 5 cucchiai di burro chiarificato
- 1 cucchiaio di buccia di psillio
- ½ tazza di farina di mandorle
- 2 cucchiai di farina di cocco
- Un po' di sale

Per il ripieno:

- 2 cucchiaini di aglio tritato
- 3 cucchiaini di timo tritato
- 2 cucchiai di olio d'oliva
- 3 once di formaggio di capra, sbriciolato

- 1 cipolla piccola, affettata sottilmente

Indirizzi:

1. Distribuire le fette di pomodoro su una teglia foderata, condire con sale e pepe, condire con ¼ di tazza di olio d'oliva, mettere in forno a 425 gradi F e cuocere per 40 minuti.
2. Nel frattempo, nel tuo robot da cucina unisci la farina di mandorle di buccia di psillio, la farina di cocco, il sale, il pepe e il burro freddo e frulla fino ad ottenere un impasto.
3. Dividi questa pastella in stampi per cupcake in silicone, premi bene, metti in forno a 350 gradi F e cuoci per 20 minuti.
4. Togliete i cupcakes dal forno e metteteli da parte.
5. Sfornate anche le fette di pomodoro e fatele raffreddare un po'.
6. Dividi le fette di pomodoro sopra i cupcakes.
7. Scaldare una padella con 2 cucchiai di olio d'oliva a fuoco medio-alto, aggiungere la cipolla, mescolare e cuocere per 4 minuti.
8. Aggiungere l'aglio e il timo, mescolare, cuocere ancora 1 minuto e togliere dal fuoco.
9. Distribuire questo composto sulle fette di pomodoro.
10. Cospargere con il formaggio di capra, rimettere in forno e cuocere a 350 gradi F per altri 5 minuti.

11. Disporre in una ciotola e servire.

Godere!

Nutrizione: Calorie 163, Grassi 13, Fibre 1, Carboidrati 3, Proteine 3

salsa di avocado

Questo non è guacamole, ma è altrettanto delizioso!

Tempo di preparazione: 3 ore e 10 minuti
Tempo di cottura: 10 minuti.
Porzioni: 4

Ingredienti:

- ¼ tazza di eritritolo in polvere
- 2 avocado, snocciolati, sbucciati e affettati
- ¼ cucchiaino di stevia
- ½ tazza di coriandolo tritato
- Succo e scorza di 2 lime
- 1 tazza di latte di cocco

Indirizzi:

1. Disponete le fette di avocado su una teglia foderata, spremeteci sopra metà del succo di limone e conservatele in freezer per 3 ore.
2. Scaldare il latte di cocco in una padella a fuoco medio.
3. Aggiungere la scorza di limone, mescolare e portare a ebollizione.

4. Aggiungere la polvere di eritritolo, mescolare, togliere dal fuoco e lasciare raffreddare leggermente.
5. Trasferire l'avocado nel robot da cucina, aggiungere il restante succo di lime e coriandolo e frullare bene.
6. Aggiungere il composto di latte di cocco e stevia e mescolare bene.
7. Trasferire in una ciotola e servire subito.

Godere!

Nutrizione: Calorie 150, Grassi 14, Fibre 2, Carboidrati 4, Proteine 2

Antipasto speciale di gamberi con prosciutto

Devi amarlo! È ricco!

Tempo di preparazione: 10 minuti.
Tempo di cottura: 20 minuti.
Porzioni: 16

Ingredienti:

- 2 cucchiai di olio d'oliva
- 10 etti di gamberi già cotti, sgusciati e puliti
- 1 cucchiaio di menta tritata
- 2 cucchiai di eritritolo
- 1/3 di tazza di more, macinate
- 11 fette di prosciutto
- 1/3 di bicchiere di vino rosso

Indirizzi:

1. Avvolgere ogni gambero in fette di prosciutto, adagiarle su una teglia foderata, condire con olio d'oliva, mettere in forno a 425 gradi F e cuocere per 15 minuti.

2. Scaldare una padella con le more macinate a fuoco medio, aggiungere la menta, il vino e l'eritritolo, mescolare, cuocere per 3 minuti e togliere dal fuoco.
3. Disporre i gamberi su un piatto da portata, condire con la salsa di frutti rossi e servire.

Godere!

Nutrizione: calorie 245, grassi 12, fibre 2, carboidrati 1, proteine 14

Cracker Cheddar Con Broccoli

Questo spuntino ti farà davvero sentire sazio per qualche ora!

Tempo di preparazione: 10 minuti.
Tempo di cottura: 25 minuti.
Porzioni: 12

Ingredienti:

- 4 tazze di cimette di broccoli
- 1 tazza e ½ di farina di mandorle
- 1 cucchiaino di paprika
- Sale e pepe nero a piacere
- 2 uova
- ¼ tazza di olio di cocco
- 2 tazze di formaggio cheddar grattugiato
- 1 cucchiaino di aglio in polvere
- ½ cucchiaino di aceto di mele
- ½ cucchiaino di bicarbonato di sodio

Indirizzi:

1. Mettere le cime di broccoli nel robot da cucina, aggiungere un po' di sale e pepe e mescolare bene.

2. In una ciotola unire la farina di mandorle con sale, pepe, paprika, aglio in polvere e bicarbonato di sodio e mescolare.
3. Aggiungere il formaggio cheddar, l'olio di cocco, le uova e l'aceto e mescolare il tutto.
4. Aggiungere i broccoli e mescolare ancora.
5. Formare 12 polpette, adagiarle su una teglia, infornare a 180°C e cuocere per 20 minuti.
6. Accendi il forno in modalità grill e cuoci i biscotti per altri 5 minuti.
7. Disporre in una ciotola e servire.

Godere!

Nutrizione: calorie 163, grassi 12, fibre 2, carboidrati 2, proteine 7

gustosi corndog

Sono così deliziosi e semplici da fare!

Tempo di preparazione: 10 minuti.

Tempo di cottura: 10 minuti.

Porzioni: 4

Ingredienti:

- 1 tazza e ½ di olio d'oliva
- 2 cucchiai di panna acida
- 1 tazza di farina di mandorle
- 4 salsicce
- 1 cucchiaino di lievito in polvere
- 1 cucchiaino di condimento italiano
- 2 uova
- ½ cucchiaino di zafferano
- Sale e pepe nero a piacere
- Un pizzico di pepe di cayenna

Indirizzi:

1. In una ciotola unire la farina di mandorle con il condimento italiano, il lievito, la curcuma, il sale, il pepe e il pepe di cayenna e mescolare bene.

2. In un'altra ciotola, mescolare le uova con la panna e sbattere bene.
3. Unire i 2 composti e mescolare bene.
4. Immergete le salsicce in questo composto e adagiatele su un piatto.
5. Scaldare una padella con olio d'oliva a fuoco medio-alto, aggiungere le salsicce, cuocere per 2 minuti su ciascun lato e trasferirle su salviette di carta.
6. Scolare il grasso, disporre in una ciotola e servire.

Godere!

Nutrizione: Calorie 345, Grassi 33, Fibre 4, Carboidrati 5, Proteine 16

Gustosi nachos al pepe

Sembrano meravigliosi! Sono così gustosi e sani!

Tempo di preparazione: 10 minuti.

Tempo di cottura: 20 minuti.

Porzioni: 6

Ingredienti:

- 500 g di peperone tagliato a metà
- Sale e pepe nero a piacere
- 1 cucchiaino di aglio in polvere
- 1 cucchiaino di paprika dolce
- ½ cucchiaino di origano essiccato
- ¼ di cucchiaino di scaglie di peperoncino
- 1 chilo di carne macinata
- 1 tazza e ½ di formaggio cheddar grattugiato
- 1 cucchiaio di peperoncino in polvere
- 1 cucchiaino di cumino, macinato
- ½ tazza di pomodoro a pezzetti
- Panna acida da servire

Indirizzi:

1. In una ciotola, unire il peperoncino in polvere con la paprika, il sale, il pepe, il cumino, l'origano, i fiocchi di peperoncino e l'aglio in polvere e mescolare.
2. Scaldare una padella a fuoco medio, aggiungere la carne, mescolare e rosolare per 10 minuti.
3. Aggiungere la miscela di peperoncino in polvere, mescolare e togliere dal fuoco.
4. Disporre le metà del peperone su una teglia foderata, riempire con il composto di carne, cospargere di formaggio, mettere in forno a 400 gradi F e cuocere per 10 minuti.
5. Togliere i peperoni dal forno, cospargere con i pomodori e dividere nei piatti e servire con sopra la panna acida.

Godere!

Nutrizione: Calorie 350, Grassi 22, Fibre 3, Carboidrati 6, Proteine 27

barrette al burro di mandorle

Questo è un ottimo spuntino cheto per una giornata informale!

Tempo di preparazione: 2 ore e 10 minuti
Tempo di cottura: 2 minuti.
Porzioni: 12

Ingredienti:

- ¾ tazza di cocco, non zuccherato e tritato
- ¾ tazza di burro di mandorle
- ¾ tazza di stevia
- 1 tazza di burro di mandorle
- 2 cucchiai di burro di mandorle
- 4,5 once di cioccolato fondente, tritato
- 2 cucchiai di olio di cocco

Indirizzi:

1. In una ciotola mescolate la farina di mandorle con la stevia e il cocco e mescolate bene.
2. Scaldare una padella a fuoco medio-basso, aggiungere 1 tazza di burro di mandorle e l'olio di cocco e mescolare bene.
3. Unitelo alla farina di mandorle e mescolate bene.

4. Trasferire su una teglia e premere bene.
5. Scaldare un'altra padella con il cioccolato, mescolando continuamente.
6. Aggiungere il resto del burro di mandorle e sbattere ancora bene.
7. Versare sopra il composto di mandorle e distribuire uniformemente.
8. Conservare in frigorifero per 2 ore, tagliare in 12 barrette e servire come spuntino cheto.

Godere!

Nutrizione: Calorie 140, Grassi 2, Fibre 1, Carboidrati 5, Proteine 1

Delizioso Panino Di Zucchine

Provalo oggi!

Tempo di preparazione: 10 minuti.
Tempo di cottura: 15 minuti.
Porzioni: 4

Ingredienti:

- 1 tazza di mozzarella grattugiata
- ¼ tazza di salsa di pomodoro
- 1 zucchina affettata
- Sale e pepe nero a piacere
- un pizzico di cumino
- spray da cucina

Indirizzi:

1. Unire un arrosto con un filo d'olio e disporre le fette di zucchine.
2. Distribuire la salsa di pomodoro sulle fette di zucchine, condire con sale, pepe e cumino e cospargere con la mozzarella grattugiata.
3. Mettere in un forno a 350 gradi F e cuocere per 15 minuti.

4. Disporre in una ciotola e servire.

Godere!

Nutrizione: Calorie 140, Grassi 4, Fibre 2, Carboidrati 6, Proteine 4

chips di zucchine

Goditi un ottimo spuntino con poche calorie!

Tempo di preparazione: 10 minuti.
Tempo di cottura: 3 ore.
Porzioni: 8

Ingredienti:
- 3 zucchine tagliate a fettine molto sottili
- Sale e pepe nero a piacere
- 2 cucchiai di olio d'oliva
- 2 cucchiai di aceto balsamico

Indirizzi:
1. In una ciotola, mescolare l'olio d'oliva con l'aceto, il sale e il pepe e sbattere bene.
2. Aggiungere le fette di zucchine, mescolare bene e stendere su una teglia foderata, mettere in forno a 200 gradi F e cuocere per 3 ore.
3. Lascia raffreddare le patatine e servile come antipasto cheto.

Godere!

Nutrizione: Calorie 40, Grassi 3, Fibre 7, Carboidrati 3, Proteine 7

hummus semplice

Tutti amano un buon hummus! Prova questo!

Tempo di preparazione: 10 minuti.

Tempo di cottura: 0 minuti.

Porzioni: 5

Ingredienti:

- 4 tazze di zucchine tritate
- ¼ tazza di olio d'oliva
- Sale e pepe nero a piacere
- 4 spicchi d'aglio, tritati
- ¾ tazza di tahin
- ½ tazza di succo di limone
- 1 cucchiaio di cumino, macinato

Indirizzi:

1. In un frullatore, unire le zucchine con sale, pepe, olio, succo di limone, aglio, tahini e cumino e mescolare molto bene.
2. Trasferire in una ciotola e servire.

Godere!

Nutrizione: Calorie 80, Grassi 5, Fibre 3, Carboidrati 6, Proteine 7

incredibili gambi di sedano

Questo è fantastico! È davvero uno spuntino cheto fantastico!

Tempo di preparazione: 10 minuti.
Tempo di cottura: 0 minuti.
Porzioni: 12

Ingredienti:

- 2 tazze di pollo arrosto, tritato
- 6 gambi di sedano, tagliati a metà
- 3 cucchiai di salsa di pomodoro piccante
- ¼ tazza di maionese
- Sale e pepe nero a piacere
- ½ cucchiaino di aglio in polvere
- Qualche erba cipollina tritata per servire

Indirizzi:

1. In una ciotola, mescolare il pollo con sale, pepe, aglio in polvere, maionese e salsa di pomodoro e mescolare bene.
2. Disporre le fettine di sedano su un piatto, spalmarvi sopra il composto di pollo, cospargere con un po' di erba cipollina e servire.

Godere!

Nutrizione: Calorie 100, Grassi 2, Fibre 3, Carboidrati 1, Proteine 6

sandwich di manzo essiccato

Siamo sicuri che adorerai questo snack cheto!

Tempo di preparazione: 6 ore.
Tempo di cottura: 4 ore.
Porzioni: 6

Ingredienti:

- 24 once di ambra
- 2 tazze di salsa di soia
- ½ tazza di salsa Worcestershire
- 2 cucchiai di pepe nero
- 2 cucchiai di pepe nero
- 2 chili di manzo, a fette

Indirizzi:

1. In una ciotola, mescolare la salsa di soia con i grani di pepe nero, il pepe nero e la salsa Worcestershire e mescolare bene.
2. Aggiungere le fette di carne, mescolare bene e conservare in frigorifero per 6 ore.
3. Stendere questo su una gratella, mettere in forno a 370 gradi F e cuocere per 4 ore.

4. Trasferire in una ciotola e servire.

Godere!

Nutrizione: Calorie 300, Grassi 12, Fibre 4, Carboidrati 3, Proteine 8

salsa di granchio

Amerai questo fantastico spuntino cheto!

Tempo di preparazione: 10 minuti.
Tempo di cottura: 30 minuti.
Porzioni: 8

Ingredienti:

- 8 strisce di pancetta, affettate
- 12 once di polpa di granchio
- ½ tazza di maionese
- ½ tazza di panna acida
- 8 once di crema di formaggio
- 2 peperoni poblano, tritati
- 2 cucchiai di succo di limone
- Sale e pepe nero a piacere
- 4 spicchi d'aglio, tritati
- 4 cipolle verdi, tritate
- ½ tazza di parmigiano + ½ tazza di parmigiano grattugiato
- Sale e pepe nero a piacere

Indirizzi:

1. Scaldare la padella a fuoco medio-alto, aggiungere la pancetta, cuocere fino a renderla croccante, trasferirla su carta assorbente, tritare e mettere da parte a raffreddare.
2. In una ciotola mescolate la panna con la crema di formaggio e la maionese e mescolate bene.
3. Aggiungi ½ tazza di parmigiano, pepe poblano, pancetta, cipolla verde, aglio e succo di limone e mescola di nuovo.
4. Aggiungere la polpa di granchio, sale e pepe e mescolare delicatamente.
5. Versare questo in una teglia resistente al calore, stendere il resto del parm, mettere in forno e cuocere a 350 gradi F per 20 minuti.
6. Servi la tua salsa calda con il cetriolo sul ramo.

Godere!

Nutrizione: Calorie 200, Grassi 7, Fibre 2, Carboidrati 4, Proteine 6

Polpette di spinaci semplici

Questo è uno spuntino cheto molto gustoso!

Tempo di preparazione: 10 minuti.
Tempo di cottura: 12 minuti.
Porzioni: 30

Ingredienti:

- 4 cucchiai di ghee fuso
- 2 uova
- 1 tazza di farina di mandorle
- 16 once di spinaci
- 1/3 di tazza di formaggio feta, sbriciolato
- ¼ di cucchiaino di noce moscata macinata
- 1/3 di parmigiano grattugiato
- Sale e pepe nero a piacere
- 1 cucchiaio di cipolla in polvere
- 3 cucchiai di panna
- 1 cucchiaino di aglio in polvere

Indirizzi:

1. In un frullatore, unire gli spinaci con il burro chiarificato, le uova, la farina di mandorle, la feta, il parmigiano, la

noce moscata, la panna, il sale, il pepe, la cipolla, l'aglio e il pepe e sbattere bene.
2. Trasferire in una ciotola e mettere in freezer per 10 minuti.
3. Formare 30 palline di spinaci, adagiarle su una teglia foderata, metterle in forno a 350 gradi F e cuocere per 12 minuti.
4. Lascia raffreddare le polpette di spinaci e servi come antipasto per le feste.

Godere!

Nutrizione: Calorie 60, Grassi 5, Fibre 1, Carboidrati 0,7, Proteine 2

salsa di spinaci e aglio

Questo antipasto cheto ti farà amare ancora di più gli spinaci!

Tempo di preparazione: 10 minuti.

Tempo di cottura: 35 minuti.

Porzioni: 6

Ingredienti:

- 6 fette di pancetta
- 5 once di spinaci
- ½ tazza di panna acida
- 8 once di crema di formaggio, morbida
- 1 cucchiaio e mezzo di prezzemolo tritato
- 2,5 once di parmigiano grattugiato
- 1 cucchiaio di succo di limone
- Sale e pepe nero a piacere
- 1 cucchiaio di aglio tritato

Indirizzi:

1. Riscaldare la padella a fuoco medio, aggiungere la pancetta, cuocere fino a renderla croccante, trasferirla su carta assorbente, scolare il grasso, sbriciolarla e lasciarla riposare nella ciotola.

2. Riscaldare la stessa padella con il grasso della pancetta a fuoco medio, aggiungere gli spinaci, mescolare, cuocere per 2 minuti e trasferire in una ciotola.
3. In un'altra ciotola, unire la crema di formaggio con l'aglio, il sale, il pepe, la panna acida e il prezzemolo e mescolare bene.
4. Aggiungere la pancetta e mescolare ancora.
5. Aggiungere il succo di limone e gli spinaci e mescolare il tutto.
6. Aggiungere il parmigiano e mescolare ancora.
7. Dividi questo in stampini, mettilo in un forno a 350 gradi F e cuoci per 25 minuti.
8. Accendere il forno per gratinare e grigliare per altri 4 minuti.
9. Servire con cracker.

Godere!

Nutrizione: Calorie 345, Grassi 12, Fibre 3, Carboidrati 6, Proteine 11

antipasto di funghi

Questi funghi sono così deliziosi!

Tempo di preparazione: 10 minuti.
Tempo di cottura: 20 minuti.
Porzioni: 5

Ingredienti:

- ¼ tazza di maionese
- 1 cucchiaino di aglio in polvere
- 1 cipolla gialla piccola, tritata
- Cappelli di funghi bianchi da 24 once
- Sale e pepe nero a piacere
- 1 cucchiaino di curry in polvere
- 4 once di crema di formaggio, morbida
- ¼ tazza di panna acida
- ½ tazza di formaggio messicano grattugiato
- 1 tazza di gamberetti, cotti, sbucciati, puliti e tritati

Indirizzi:

1. In una ciotola, unire la maionese con aglio in polvere, cipolla, curry in polvere, crema di formaggio, panna

acida, formaggio messicano, gamberi, sale e pepe a piacere e mescolare bene.
2. Farcire i funghi con questo composto, adagiarli su una teglia e cuocere in forno a 180 gradi per 20 minuti.
3. Disporre in una ciotola e servire.

Godere!

Nutrizione: Calorie 244, Grassi 20, Fibre 3, Carboidrati 7, Proteine 14

semplici grissini

Devi solo provare questo fantastico snack cheto!

Tempo di preparazione: 10 minuti.

Tempo di cottura: 15 minuti.

Porzioni: 24

Ingredienti:

- 3 cucchiai di crema di formaggio, morbida
- 1 cucchiaio di polvere di psillio
- ¾ tazza di farina di mandorle
- 2 tazze di mozzarella fusa per 30 secondi nel microonde
- 1 cucchiaino di lievito in polvere
- 1 uovo
- 2 cucchiai di condimento italiano
- Sale e pepe nero a piacere
- 3 once di formaggio cheddar grattugiato
- 1 cucchiaino di cipolla in polvere

Indirizzi:

1. In una ciotola mescolate la polvere di psillio con la farina di mandorle, il lievito, il sale e il pepe e sbattete.

2. Aggiungere la crema di formaggio, la mozzarella sciolta e l'uovo e impastare con le mani fino ad ottenere un impasto.
3. Stendere questo su una teglia e tagliare in 24 barre.
4. Cospargere di polvere di cipolla e condimento italiano su di loro.
5. Completare con il formaggio cheddar, mettere in un forno a 350 gradi F e cuocere per 15 minuti.
6. Servili come spuntino cheto!

Godere!

Nutrizione: Calorie 245, Grassi 12, Fibre 5, Carboidrati 3, Proteine 14

polpette italiane

Questo antipasto all'italiana è al 100% cheto!

Tempo di preparazione: 10 minuti.

Tempo di cottura: 6 minuti.

Porzioni: 16

Ingredienti:

- 1 uovo
- Sale e pepe nero a piacere
- ¼ di tazza di farina di mandorle
- 1 libbra di carne di tacchino macinata
- ½ cucchiaino di aglio in polvere
- 2 cucchiai di pomodori secchi, tritati
- ½ tazza di mozzarella grattugiata
- 2 cucchiai di olio d'oliva
- 2 cucchiai di basilico tritato

Indirizzi:

1. In una ciotola mescolare il tacchino con sale, pepe, uova, farina di mandorle, aglio in polvere, pomodori secchi, mozzarella e basilico e mescolare bene.

2. Formare 12 polpette, scaldare una padella con dell'olio a fuoco medio, adagiare le polpette e cuocere per 2 minuti per lato.
3. Disporre in una ciotola e servire.

Godere!

Nutrizione: Calorie 80, Grassi 6, Fibre 3, Carboidrati 5, Proteine 7

alette di parmigiano

Saranno apprezzati da tutta la tua famiglia!

Tempo di preparazione: 10 minuti.
Tempo di cottura: 24 minuti.
Porzioni: 6

Ingredienti:

- 6 libbre di ali di pollo, dimezzate
- Sale e pepe nero a piacere
- ½ cucchiaino di condimento italiano
- 2 cucchiai di burro chiarificato
- ½ tazza di parmigiano grattugiato
- Un pizzico di scaglie di peperoncino tritato
- 1 cucchiaino di aglio in polvere
- 1 uovo

Indirizzi:

1. Mettere le ali di pollo su una teglia foderata, metterle in forno a 425 gradi F e cuocere per 17 minuti.
2. Nel frattempo, in un frullatore, unisci il burro chiarificato con il formaggio, l'uovo, il sale, il pepe, i

fiocchi di peperoncino, l'aglio in polvere e il condimento italiano e mescola molto bene.
3. Togliete le ali di pollo dal forno, giratele, accendete il forno per farle dorare e grigliate per altri 5 minuti.
4. Togliere nuovamente i pezzi di pollo dal forno, versarvi sopra la salsa, mescolare bene e arrostire ancora per 1 minuto.
5. Servili come spuntino veloce cheto.

Godere!

Nutrizione: Calorie 134, Grassi 8, Fibre 1, Carboidrati 0,5, Proteine 14

Bastoncini di formaggio

Questo snack cheto si scioglierà in bocca!

Tempo di preparazione: 1 ora e 10 minuti
Tempo di cottura: 20 minuti.
Porzioni: 16

Ingredienti:

- 2 uova sbattute
- Sale e pepe nero a piacere
- 8 strisce di mozzarella, tagliate a metà
- 1 tazza di parmigiano grattugiato
- 1 cucchiaio di condimento italiano
- ½ tazza di olio d'oliva
- 1 spicchio d'aglio tritato

Indirizzi:

1. In una ciotola, unire il parmigiano con sale, pepe, condimento italiano e aglio e mescolare bene.
2. Metti le uova sbattute in un'altra ciotola.
3. Passare i bastoncini di mozzarella nel composto di uova e poi nel composto di formaggio.

4. Passatele nuovamente nell'uovo e nel parmigiano e mettetele in freezer per 1 ora.
5. Scaldare una padella con olio a fuoco medio alto, aggiungere i bastoncini di formaggio, friggerli fino a doratura da un lato, girarli e cuocerli allo stesso modo dall'altro lato.
6. Metterli in una ciotola e servirli.

Godere!

Nutrizione: Calorie 140, Grassi 5, Fibre 1, Carboidrati 3, Proteine 4

Deliziosi bastoncini di broccoli

Devi invitare tutti i tuoi amici a provare questo antipasto cheto!

Tempo di preparazione: 10 minuti.
Tempo di cottura: 20 minuti.
Porzioni: 20

Ingredienti:

- 1 uovo
- 2 tazze di cimette di broccoli
- 1/3 di tazza di formaggio cheddar grattugiato
- ¼ tazza di cipolla gialla tritata
- Pangrattato panko da 1/3 di tazza
- 1/3 di tazza di pangrattato italiano
- 2 cucchiai di prezzemolo tritato
- Un filo d'olio d'oliva
- Sale e pepe nero a piacere

Indirizzi:

1. Scaldate una pentola d'acqua a fuoco medio, aggiungete i broccoli, cuoceteli a vapore per 1 minuto, scolateli, tritateli e metteteli in una ciotola.

2. Aggiungere l'uovo, il formaggio cheddar, il panko e il pangrattato italiano, sale, pepe e prezzemolo e mescolare bene.
3. Con questo composto formate dei bastoncini con le mani e adagiateli su una teglia unta con un filo d'olio.
4. Mettere in forno a 400 gradi F e cuocere per 20 minuti.
5. Disporre in una ciotola e servire.

Godere!

Nutrizione: Calorie 100, Grassi 4, Fibre 2, Carboidrati 7, Proteine 7

delizia al bacon

Non aver paura di provare questo snack cheto speciale e molto gustoso!

Tempo di preparazione: 15 minuti.
È ora di cucinare: 1 ora e 20 minuti
Porzioni: 16

Ingredienti:

- ½ cucchiaino di cannella in polvere
- 2 cucchiai di eritritolo
- 16 fette di pancetta
- 1 cucchiaio di olio di cocco
- 3 once di cioccolato fondente
- 1 cucchiaino di estratto di acero

Indirizzi:

1. In una ciotola mescolate la cannella con l'eritritolo e mescolate.
2. Disporre le fette di pancetta su una teglia foderata e cospargerle con il composto di cannella.
3. Girare le fette di pancetta e cospargere nuovamente con il composto di cannella.

4. Mettere in forno a 275 gradi F e cuocere per 1 ora.
5. Scaldate una padella con l'olio a fuoco medio, aggiungete il cioccolato e mescolate fino a farlo sciogliere.
6. Aggiungere l'estratto d'acero, mescolare, togliere dal fuoco e raffreddare leggermente.
7. Sfornate le strisce di guanciale, fatele raffreddare, passate ognuna nel composto di cioccolato, disponetele su carta da forno e fatele raffreddare completamente.
8. Servire freddo.

Godere!

Nutrizione: Calorie 150, Grassi 4, Fibre 0,4, Carboidrati 1,1, Proteine 3

tazze di tacos

Queste tazze Taco sono l'antipasto perfetto per le feste!

Tempo di preparazione: 10 minuti.
Tempo di cottura: 40 minuti.
Porzioni: 30

Ingredienti:

- 1 chilo di carne macinata
- 2 tazze di formaggio cheddar grattugiato
- ¼ di tazza d'acqua
- Sale e pepe nero a piacere
- 2 cucchiai di cumino
- 2 cucchiai di peperoncino in polvere
- Pico de gallo da servire

Indirizzi:

1. Versare un cucchiaio di parmigiano su una teglia foderata, mettere in un forno a 350 gradi F e cuocere per 7 minuti.
2. Lascia raffreddare il formaggio per 1 minuto, trasferiscilo in stampini per mini cupcake e modellalo negli stampini.

3. Nel frattempo, scaldare una padella a fuoco medio-alto, aggiungere la carne, mescolare e cuocere fino a doratura.
4. Aggiungere l'acqua, il sale, il pepe, il cumino e il peperoncino in polvere, mescolare e cuocere per altri 5 minuti.
5. Dividere in ciotole di formaggio, guarnire con pico de gallo, trasferire su un piatto e servire.

Godere!

Nutrizione: Calorie 140, Grassi 6, Fibre 0, Carboidrati 6, Proteine 15

Gustosi involtini di uova di pollo

Questo è esattamente ciò di cui hai bisogno! È l'ultimo antipasto di keto party!

Tempo di preparazione: 2 ore e 10 minuti
Tempo di cottura: 15 minuti.
Porzioni: 12

Ingredienti:

- 4 once di formaggio blu
- 2 tazze di pollo cotto tritato
- Sale e pepe nero a piacere
- 2 cipolle verdi tritate
- 2 gambi di sedano, tritati finemente
- ½ tazza di salsa di pomodoro
- ½ cucchiaino di eritritolo
- 12 confezioni di involtini di uova
- olio vegetale

Indirizzi:

1. In una ciotola, mescolare la carne di pollo con gorgonzola, sale, pepe, erba cipollina, sedano, salsa di

pomodoro e dolcificante, mescolare bene e conservare in frigorifero per 2 ore.
2. Disponete i gusci d'uovo su un piano di lavoro, distribuitevi sopra il composto di pollo, arrotolate e sigillate i bordi.
3. Scaldare una padella con olio vegetale a fuoco medio-alto, aggiungere gli involtini di uova, cuocere fino a doratura, capovolgere e cuocere anche dall'altro lato.
4. Disporre in una ciotola e servire.

Godere!

Nutrizione: Calorie 220, Grassi 7, Fibre 2, Carboidrati 6, Proteine 10

Patate Fritte Con Formaggio Halloumi

Sono così croccanti e deliziosi!

Tempo di preparazione: 10 minuti.
Tempo di cottura: 5 minuti.
Porzioni: 4

Ingredienti:

- 1 tazza di salsa marinara
- 8 once di formaggio halloumi, essiccato e tagliato a scaglie
- 2 once di sebo

Indirizzi:

1. Scaldare una padella con il sego a fuoco medio-alto.
2. Aggiungere i pezzi di halloumi, coprire, cuocere per 2 minuti per lato e trasferire su carta assorbente.
3. Scolare il grasso in eccesso, trasferirlo in una ciotola e servire con salsa marinara a parte.

Godere!

Nutrizione: Calorie 200, Grassi 16, Fibre 1, Carboidrati 1, Proteine 13

patata jalapeno

Sono così facili da fare a casa!

Tempo di preparazione: 10 minuti.
Tempo di cottura: 25 minuti.
Porzioni: 20

Ingredienti:

- 3 cucchiai di olio d'oliva
- 5 jalapeños, affettati
- 8 once di parmigiano grattugiato
- ½ cucchiaino di cipolla in polvere
- Sale e pepe nero a piacere
- Salsa tabasco per servire

Indirizzi:

1. In una ciotola, mescolare le fette di jalapeno con sale, pepe, olio e cipolla in polvere, mescolare e stendere su una teglia foderata.
2. Mettere in forno a 450 gradi F e cuocere per 15 minuti.
3. Togliere le fette di jalapeno dal forno, lasciar raffreddare.

4. In una ciotola mescolate le fette di peperone con il formaggio e pressate bene.
5. Disporre tutte le fette su un'altra teglia foderata, rimettere in forno e cuocere per altri 10 minuti.
6. Lascia raffreddare i jalapeños, mettili su un piatto e servi con salsa tabasco a parte.

Godere!

Nutrizione: Calorie 50, Grassi 3, Fibre 0,1, Carboidrati 0,3, Proteine 2

Deliziose tazze di cetriolo

Preparati ad assaggiare qualcosa di veramente elegante e delizioso!

Tempo di preparazione: 10 minuti.

Tempo di cottura: 0 minuti.

Porzioni: 24

Ingredienti:

- 2 cetrioli, sbucciati, tagliati a fette da ¾ di pollice e alcuni dei semi rimossi
- ½ tazza di panna acida
- Sale e pepe bianco a piacere
- 6 once di salmone affumicato, sbriciolato
- 1/3 di tazza di coriandolo tritato
- 2 cucchiaini di succo di limone
- 1 cucchiaio di scorza di lime
- Un pizzico di pepe di cayenna

Indirizzi:

1. In una ciotola, mescolare il salmone con sale, pepe, pepe di cayenna, panna acida, succo e scorza di limone e coriandolo e mescolare bene.

2. Riempi ogni tazza di cetriolo con questa miscela di salmone, mettila su un piatto e servi come antipasto cheto.

Godere!

Nutrizione: Calorie 30, Grassi 11, Fibre 1, Carboidrati 1, Proteine 2

insalata di caviale

Questo è così elegante! È così delizioso e sofisticato!

Tempo di preparazione: 6 minuti.
Tempo di cottura: 0 minuti.
Porzioni: 16

Ingredienti:

- 8 uova sode, sbucciate e schiacciate con una forchetta
- 4 once di caviale nero
- 4 once di caviale rosso
- Sale e pepe nero a piacere
- 1 cipolla gialla tritata finemente
- ¾ tazza di maionese
- Qualche baguette da servire

Indirizzi:

1. In una ciotola, mescolare le uova schiacciate con maionese, sale, pepe e cipolla e mescolare bene.
2. Distribuire l'insalata di uova su fette di pane tostato e guarnire ciascuna con il caviale.

Godere!

Nutrizione: Calorie 122, Grassi 8, Fibre 1, Carboidrati 4, Proteine 7

spiedini marinati

Questo è l'antipasto perfetto per una grigliata estiva!

Tempo di preparazione: 20 minuti.
Tempo di cottura: 10 minuti.
Porzioni: 6

Ingredienti:

- 1 peperone rosso, tagliato a pezzi
- 1 peperone verde, tagliato a pezzi
- 1 peperone arancione, tagliato a pezzi
- Bistecca di controfiletto da 2 chili, tagliata a cubetti medi
- 4 spicchi d'aglio, tritati
- 1 cipolla rossa, tagliata a pezzi
- Sale e pepe nero a piacere
- 2 cucchiai di senape di Digione
- 2 cucchiai e mezzo di salsa Worcestershire
- ¼ di tazza di salsa tamari
- ¼ tazza di succo di limone
- ½ tazza di olio d'oliva

Indirizzi:

1. In una ciotola unire la salsa Worcestershire con sale, pepe, aglio, senape, tamari, succo di limone e olio e frullare bene.
2. Aggiungere a questo composto la carne, il peperone e i pezzi di cipolla, mescolare e lasciar riposare per qualche minuto.
3. Disporre il peperone, i cubetti di manzo e i pezzi di cipolla su spiedini in colori alternati, adagiarli sulla griglia preriscaldata a fuoco medio-alto, cuocere per 5 minuti su ciascun lato, trasferire su un piatto e servire come antipasto estivo cheto.

Godere!

Nutrizione: Calorie 246, Grassi 12, Fibre 1, Carboidrati 4, Proteine 26

Involtini di zucchine semplici

Devi provare questo antipasto semplice e molto gustoso il prima possibile!

Tempo di preparazione: 10 minuti.
Tempo di cottura: 5 minuti.
Porzioni: 24

Ingredienti:

- 2 cucchiai di olio d'oliva
- 3 zucchine, affettate sottilmente
- 24 foglie di basilico
- 2 cucchiai di menta tritata
- 1 tazza e 1/3 di ricotta
- Sale e pepe nero a piacere
- ¼ tazza di basilico, tritato
- Salsa di pomodoro per servire

Indirizzi:

1. Spennellare le fette di zucchine con olio d'oliva, condire con sale e pepe da entrambi i lati, adagiarle sulla griglia preriscaldata a fuoco medio, cuocere per 2 minuti, girare e cuocere per altri 2 minuti.

2. Disponete le fette di zucchine su un piatto e mettetele da parte per il momento.
3. In una ciotola unire la ricotta con il basilico tritato, la menta, il sale e il pepe e mescolare bene.
4. Distribuire sopra le fette di zucchine, dividere anche le foglie di basilico intere, arrotolare e servire come antipasto con un po' di salsa di pomodoro a parte.

Godere!

Nutrizione: Calorie 40, Grassi 3, Fibre 0,3, Carboidrati 1, Proteine 2

Biscotti Verdi Semplici

Sono così divertenti da fare e hanno un sapore incredibile!

Tempo di preparazione: 10 minuti.

Tempo di cottura: 24 ore.

Porzioni: 6

Ingredienti:

- 2 tazze di semi di lino, macinati
- 2 tazze di semi di lino, messi a bagno durante la notte e scolati
- 4 mazzi di cavolo tritato
- 1 mazzetto di basilico tritato
- ½ mazzetto di sedano tritato
- 4 spicchi d'aglio, tritati
- 1/3 di tazza di olio d'oliva

Indirizzi:

1. Nel tuo robot da cucina, unisci i semi di lino macinati con il sedano, il cavolo, il basilico e l'aglio e mescola bene.
2. Aggiungere l'olio e i semi di lino ammollati e mescolare ancora.

3. Distribuiscilo su una teglia, taglialo in biscotti di media grandezza, mettilo nell'essiccatore e asciugalo per 24 ore a 115 gradi F, girando a metà.
4. Metterli in una ciotola e servirli.

Godere!

Nutrizione: Calorie 100, Grassi 1, Fibre 2, Carboidrati 1, Proteine 4

terrina di formaggio e pesto

Sembra così incredibile e ha un sapore così buono!

Tempo di preparazione: 30 minuti.
Tempo di cottura: 0 minuti.
Porzioni: 10

Ingredienti:

- ½ tazza di panna acida
- 10 once di formaggio di capra, sbriciolato
- 3 cucchiai di pesto di basilico
- Sale e pepe nero a piacere
- 5 pomodori secchi, tritati
- ¼ tazza di pinoli tostati e tritati
- 1 cucchiaio di pinoli tostati e tritati

Indirizzi:

1. In una ciotola mescolate il formaggio di capra con la panna, sale e pepe e mescolate con una frusta elettrica.
2. Versare metà di questo composto in una ciotola foderata e stendere.
3. Aggiungere sopra il pesto e spalmare anch'esso.

4. Aggiungi un altro strato di formaggio, quindi aggiungi i pomodori secchi e ¼ di tazza di pinoli.
5. Stendere un ultimo strato di formaggio e guarnire con 1 cucchiaio di pinoli.
6. Conservare un po' in frigo, capovolgere su un piatto e servire.

Godere!

Nutrizione: Calorie 240, Grassi 12, Fibre 3, Carboidrati 5, Proteine 12

salsa di avocado

Lo farai ancora e ancora! Ecco quanto è delizioso!

Tempo di preparazione: 10 minuti.
Tempo di cottura: 0 minuti.
Porzioni: 4

Ingredienti:

- 1 cipolla rossa piccola, tritata
- 2 avocado, snocciolati, sbucciati e tritati
- 3 peperoni jalapeno, tritati
- Sale e pepe nero a piacere
- 2 cucchiai di cumino in polvere
- 2 cucchiai di succo di limone
- ½ pomodoro a pezzetti

Indirizzi:

1. In una ciotola, mescolare la cipolla con l'avocado, il peperone, il sale, il pepe nero, il cumino, il succo di limone e i pezzetti di pomodoro e mescolare bene.
2. Trasferiscilo in una ciotola e servi con fette di baguette tostate come antipasto cheto.

Godere!

Nutrizione: Calorie 120, Grassi 2, Fibre 2, Carboidrati 0,4, Proteine 4

gustose patatine fritte

Vuoi stupire tutti? Quindi prova queste patatine!

Tempo di preparazione: 5 minuti.

Tempo di cottura: 10 minuti.

Porzioni: 2

Ingredienti:

- ½ cucchiaio d'acqua
- 2 cucchiai di parmigiano grattugiato
- 4 albumi d'uovo
- Sale e pepe nero a piacere

Indirizzi:

1. In una ciotola, mescolare gli albumi con sale, pepe e acqua e sbattere bene.
2. Versare questo in una teglia per muffin, cospargere di formaggio sopra, mettere in forno a 400 gradi F e cuocere per 15 minuti.
3. Trasferisci le scaglie di albume su un piatto e servi con una salsa keto sul lato.

Godere!

Nutrizione: Calorie 120, Grassi 2, Fibre 1, Carboidrati 2, Proteine 7

Chips di peperoncino al limone

Questi biscotti ti lasceranno a bocca aperta con il loro gusto incredibile!

Tempo di preparazione: 10 minuti.
Tempo di cottura: 20 minuti.
Porzioni: 4

Ingredienti:

- 1 tazza di farina di mandorle
- Sale e pepe nero a piacere
- 1 cucchiaino e mezzo di scorza di lime
- 1 cucchiaino di succo di limone
- 1 uovo

Indirizzi:

1. In una ciotola unire la farina di mandorle con la scorza di lime, il succo di lime e il sale e mescolare.
2. Aggiungere l'uovo e sbattere ancora bene.
3. Dividi questo in 4 parti, arrotolale ciascuna in una palla, quindi arrotolala strettamente con un mattarello.

4. Taglia ciascuno in 6 triangoli, metti tutto su una teglia foderata, metti in forno a 350 gradi F e cuoci per 20 minuti.

Godere!

Nutrizione: Calorie 90, Grassi 1, Fibre 1, Carboidrati 0,6, Proteine 3

salsa di carciofi

È così ricco e saporito!

Tempo di preparazione: 10 minuti.
Tempo di cottura: 15 minuti.
Porzioni: 16

Ingredienti:

- ¼ tazza di panna acida
- ¼ tazza di panna acida
- ¼ tazza di maionese
- ¼ di tazza di scalogno tritato
- 1 cucchiaio di olio d'oliva
- 2 spicchi d'aglio tritati
- 4 once di crema di formaggio
- ½ tazza di parmigiano grattugiato
- 1 tazza di mozzarella grattugiata
- 4 once di formaggio feta, sbriciolato
- 1 cucchiaio di aceto balsamico
- 28 once di cuori di carciofo in scatola, tritati
- Sale e pepe nero a piacere
- 10 once di spinaci tritati

Indirizzi:
1. Scaldare una padella con olio d'oliva a fuoco medio, aggiungere la cipolla e l'aglio, mescolare e cuocere per 3 minuti.
2. Aggiungere la panna e la crema di formaggio e mescolare.
3. Aggiungere anche panna acida, parmigiano, maionese, feta e mozzarella, mescolare e abbassare la fiamma.
4. Aggiungere i carciofi, gli spinaci, il sale, il pepe e l'aceto, mescolare bene, togliere dal fuoco e trasferire in una ciotola.
5. Servire come una gustosa salsa cheto.

Godere!

Nutrizione: Calorie 144, Grassi 12, Fibre 2, Carboidrati 5, Proteine 5

Ricette chetogeniche di pesce e frutti di mare

torta di pesce speciale

Questo è davvero cremoso e ricco!

Tempo di preparazione: 10 minuti.
È ora di cucinare: 1 ora e 10 minuti
Porzioni: 6

Ingredienti:

- 1 cipolla rossa tritata
- 2 filetti di salmone senza pelle, tagliati a pezzetti
- 2 filetti di sgombro, spellati e tagliati a pezzi medi
- 3 filetti di eglefino tagliati a pezzi medi
- 2 foglie di alloro
- ¼ tazza di burro chiarificato + 2 cucchiai di burro chiarificato
- 1 testa di cavolfiore, cimette separate
- 4 uova
- 4 denti
- 1 tazza di crema di latte
- ½ bicchiere d'acqua
- Un pizzico di noce moscata macinata
- 1 cucchiaino di senape di Digione
- 1 tazza di formaggio cheddar grattugiato + ½ tazza di formaggio cheddar grattugiato

- un po' di prezzemolo tritato
- Sale e pepe nero a piacere
- 4 cucchiai di erba cipollina tritata

Indirizzi:

1. Mettete un po' d'acqua in una pentola, aggiungete un po' di sale, portate a ebollizione a fuoco medio, aggiungete le uova, fate cuocere per 10 minuti, togliete dal fuoco, scolatele, fatele raffreddare, sbucciatele e tagliatele in quarti.
2. Mettere l'acqua in un'altra pentola, portare a ebollizione, aggiungere le cimette di cavolfiore, cuocere per 10 minuti, scolare, trasferire in un frullatore, aggiungere ¼ di tazza di burro chiarificato, premere bene e trasferire in una ciotola.
3. Mettete in una padella la panna e ½ bicchiere d'acqua, aggiungete il pesce, mescolate e scaldate a fuoco medio.
4. Aggiungere la cipolla, i chiodi di garofano e le foglie di alloro, portare a ebollizione, abbassare la fiamma e cuocere per 10 minuti.
5. Togliere dal fuoco, trasferire il pesce su una teglia e mettere da parte.
6. Riscaldare la padella con la salsa di pesce, aggiungere la noce moscata, mescolare e cuocere per 5 minuti.
7. Togliere dal fuoco, scartare i chiodi di garofano e le foglie di alloro, aggiungere 1 tazza di formaggio cheddar e 2 cucchiai di burro chiarificato e mescolare bene.
8. Metti i quarti di uovo sopra il pesce nella teglia.

9. Aggiungere sopra la salsa di crema di formaggio, guarnire con la purea di cavolfiore, cospargere con il formaggio cheddar rimanente, l'erba cipollina e il prezzemolo, infornare a 400 gradi F per 30 minuti.
10. Lasciare raffreddare leggermente la torta prima di tagliarla a fette e servirla.

Godere!

Nutrizione: Calorie 300, Grassi 45, Fibre 3, Carboidrati 5, Proteine 26

gustoso pesce al forno

È un piatto keto facile da gustare per cena stasera!

Tempo di preparazione: 10 minuti.
Tempo di cottura: 30 minuti.
Porzioni: 4

Ingredienti:

- 1 chilo di eglefino
- 3 cucchiaini di acqua
- 2 cucchiai di succo di limone
- Sale e pepe nero a piacere
- 2 cucchiai di maionese
- 1 cucchiaino di aneto
- spray da cucina
- Un pizzico di vecchia spezia di foglie di alloro

Indirizzi:

1. Ungete una teglia con poco olio da cucina.
2. Aggiungere il succo di limone, l'acqua e il pesce e mescolare leggermente.
3. Aggiungere sale, pepe, alloro e condimento all'aneto e mescolare nuovamente.

4. Aggiungere la maionese e spalmare bene.
5. Mettere in forno a 350 gradi F e cuocere per 30 minuti.
6. Dividere nei piatti e servire.

Godere!

Nutrizione: Calorie 104, Grassi 12, Fibre 1, Carboidrati 0,5, Proteine 20

incredibile tilapia

Questo piatto grande è perfetto per una serata speciale!

Tempo di preparazione: 10 minuti.

Tempo di cottura: 10 minuti.

Porzioni: 4

Ingredienti:

- 4 filetti di tilapia disossati
- Sale e pepe nero a piacere
- ½ tazza di parmigiano grattugiato
- 4 cucchiai di maionese
- ¼ di cucchiaino di basilico essiccato
- ¼ cucchiaino di aglio in polvere
- 2 cucchiai di succo di limone
- ¼ tazza di burro chiarificato
- spray da cucina
- Un pizzico di cipolla in polvere

Indirizzi:

1. Ungere una teglia con spray da cucina, adagiare la tilapia, condire con sale e pepe, posizionare sulla griglia preriscaldata e cuocere per 3 minuti.

2. Girare il pesce dall'altra parte e grigliare per altri 3 minuti.
3. In una ciotola mescolare il parmigiano con la maionese, il basilico, l'aglio, il succo di limone, la cipolla in polvere e il burro chiarificato e mescolare bene.
4. Aggiungere il pesce a questa miscela, mescolare bene, rimettere su una teglia e cuocere per altri 3 minuti.
5. Trasferire nei piatti e servire.

Godere!

Nutrizione: calorie 175, grassi 10, fibre 0, carboidrati 2, proteine 17

Trota incredibile e salsa speciale

Non vi resta che provare questa meravigliosa combinazione! Questo piatto cheto è fantastico!

Tempo di preparazione: 10 minuti.
Tempo di cottura: 10 minuti.
Porzioni: 1

Ingredienti:

- 1 filetto di trota grande
- Sale e pepe nero a piacere
- 1 cucchiaio di olio d'oliva
- 1 cucchiaio di burro chiarificato
- Scorza e succo di 1 arancia
- Una manciata di prezzemolo tritato
- ½ tazza di noci, tritate

Indirizzi:

1. Scaldare una padella con l'olio d'oliva a fuoco medio alto, aggiungere il filetto di pesce, condire con sale e pepe, cuocere per 4 minuti per lato, trasferire in un piatto e tenere al caldo per ora.

2. Riscaldare la stessa padella con il burro chiarificato a fuoco medio, aggiungere le noci, mescolare e tostare per 1 minuto.
3. Aggiungere il succo e la scorza d'arancia, un po' di sale e pepe e il prezzemolo tritato, mescolare, cuocere per 1 minuto e versare sopra il filetto di pesce.
4. Servire subito.

Godere!

Nutrizione: Calorie 200, Grassi 10, Fibre 2, Carboidrati 1, Proteine 14

Meravigliosa salsa di trota e burro chiarificato

Il pesce va benissimo con la salsa! Devi provarlo oggi!

Tempo di preparazione: 10 minuti.
Tempo di cottura: 10 minuti.
Porzioni: 4

Ingredienti:

- 4 filetti di trota
- Sale e pepe nero a piacere
- 3 cucchiaini di scorza di limone
- 3 cucchiai di erba cipollina tritata
- 6 cucchiai di burro chiarificato
- 2 cucchiai di olio d'oliva
- 2 cucchiaini di succo di limone

Indirizzi:

1. Condire la trota con sale e pepe, cospargere con olio d'oliva e massaggiare leggermente.

2. Scaldate la griglia della cucina a fuoco medio, aggiungete i filetti di pesce, cuocete per 4 minuti, girate e cuocete per altri 4 minuti.
3. Nel frattempo scaldare una padella con il burro chiarificato a fuoco medio, aggiungere sale, pepe, erba cipollina, succo di limone e scorza e mescolare bene.
4. Dividere i filetti di pesce nei piatti, condire con la salsa di burro chiarificato e servire.

Godere!

Nutrizione: Calorie 320, Grassi 12, Fibre 1, Carboidrati 2, Proteine 24

Salmone al forno

Sentiti libero di servirlo per un'occasione speciale!

Tempo di preparazione: 10 minuti.

Tempo di cottura: 12 minuti.

Porzioni: 4

Ingredienti:

- 2 cucchiai di burro chiarificato, delicato
- Filetto di salmone da 1 e ¼ libbre
- 2 once di kimchi, tritato finemente
- Sale e pepe nero a piacere

Indirizzi:

1. Nel tuo robot da cucina, unisci il burro chiarificato con il Kimchi e mescola bene.
2. Strofina il salmone con la miscela di sale, pepe e kimchi e mettilo su una teglia.
3. Mettere in forno a 425 gradi F e cuocere per 15 minuti.
4. Dividere nei piatti e servire con un'insalata.

Godere!

Nutrizione: Calorie 200, Grassi 12, Fibre 0, Carboidrati 3, Proteine 21

Deliziose polpette di salmone

Combina queste gustose polpette di salmone con la salsa Dijon e divertiti!

Tempo di preparazione: 10 minuti.
Tempo di cottura: 30 minuti.
Porzioni: 4

Ingredienti:
- 2 cucchiai di burro chiarificato
- 2 spicchi d'aglio tritati
- 1/3 di tazza di cipolla tritata
- 1 kg di salmone selvaggio, disossato e tritato
- ¼ tazza di erba cipollina, tritata
- 1 uovo
- 2 cucchiai di senape di Digione
- 1 cucchiaio di farina di cocco
- Sale e pepe nero a piacere

Per la salsa:
- 4 spicchi d'aglio, tritati
- 2 cucchiai di burro chiarificato
- 2 cucchiai di senape di Digione

- Succo e scorza di 1 limone
- 2 tazze di crema di cocco
- 2 cucchiai di erba cipollina tritata

Indirizzi:
1. Scaldare una padella con 2 cucchiai di burro chiarificato a fuoco medio, aggiungere la cipolla e 2 spicchi d'aglio, mescolare, cuocere per 3 minuti e trasferire in una ciotola.
2. In un'altra ciotola unire la cipolla e l'aglio con il salmone, l'erba cipollina, la farina di cocco, il sale, il pepe, 2 cucchiai di senape e l'uovo e mescolare bene.
3. Formare le polpette dal composto di salmone, adagiarle su una teglia, metterle in un forno a 350 gradi F e cuocere per 25 minuti.
4. Nel frattempo scaldare una padella con 2 cucchiai di burro chiarificato a fuoco medio, aggiungere 4 spicchi d'aglio, mescolare e cuocere per 1 minuto.
5. Aggiungere la crema di cocco, 2 cucchiai di senape di Digione, il succo e la scorza di limone e l'erba cipollina, mescolare e cuocere per 3 minuti.
6. Sfornate le polpette di salmone, mettetele nella salsa Digione, mescolate, cuocete per 1 minuto e togliete dal fuoco.
7. Dividere in ciotole e servire.

Godere!

Nutrizione: Calorie 171, Grassi 5, Fibre 1, Carboidrati 6, Proteine 23

Salmone con salsa di capperi

Questo piatto è meraviglioso e facilissimo da realizzare!

Tempo di preparazione: 10 minuti.
Tempo di cottura: 20 minuti.
Porzioni: 3

Ingredienti:

- 3 filetti di salmone
- Sale e pepe nero a piacere
- 1 cucchiaio di olio d'oliva
- 1 cucchiaio di condimento italiano
- 2 cucchiai di capperi
- 3 cucchiai di succo di limone
- 4 spicchi d'aglio, tritati
- 2 cucchiai di burro chiarificato

Indirizzi:

1. Scaldare una padella con olio d'oliva a fuoco medio, aggiungere i filetti di pesce, con la pelle rivolta verso l'alto, condire con sale, pepe e condimento italiano, cuocere per 2 minuti, girare e cuocere per altri 2 minuti,

togliere dal fuoco, coprire e mettere da parte per 15 minuti.
2. Trasferisci il pesce in un piatto e mettilo da parte.
3. Riscaldare la stessa padella a fuoco medio, aggiungere i capperi, il succo di limone e l'aglio, mescolare e cuocere per 2 minuti.
4. Togliere la padella dal fuoco, aggiungere il ghee e mescolare bene.
5. Riporta il pesce nella padella e mescola per ricoprire con la salsa.
6. Dividere nei piatti e servire.

Godere!

Nutrizione: Calorie 245, Grassi 12, Fibre 1, Carboidrati 3, Proteine 23

Ostriche alla griglia semplici

Sono così succosi e deliziosi!

Tempo di preparazione: 10 minuti.
Tempo di cottura: 10 minuti.
Porzioni: 3

Ingredienti:

- 6 ostriche grandi, sgusciate
- 3 spicchi d'aglio tritati
- 1 limone tagliato a spicchi
- 1 cucchiaio di prezzemolo
- Un pizzico di paprika dolce
- 2 cucchiai di ghee fuso

Indirizzi:

1. Guarnire ogni ostrica con burro chiarificato fuso, prezzemolo, paprika e burro chiarificato.
2. Mettili sulla griglia preriscaldata a fuoco medio e cuoci per 8 minuti.
3. Servili con spicchi di limone a parte.

Godere!

Nutrizione: Calorie 60, Grassi 1, Fibre 0, Carboidrati 0,6, Proteine 1

sogliola arrosto

Questo è un pesce delizioso e se scegli di cucinarlo in questo modo, finirai per amarlo!

Tempo di preparazione: 10 minuti.
Tempo di cottura: 10 minuti.
Porzioni: 4

Ingredienti:

- ½ tazza di parmigiano grattugiato
- ¼ tazza di burro chiarificato
- ¼ tazza di maionese
- 2 cucchiai di cipolla verde tritata
- 6 spicchi d'aglio tritati
- Un pizzico di salsa Tabasco
- 4 filetti di sogliola
- Sale e pepe nero a piacere
- succo di ½ limone

Indirizzi:

1. Condire l'ippoglosso con sale, pepe e un po' di succo di limone, adagiarlo su una teglia e cuocere in forno a 200 gradi per 6 minuti.

2. Nel frattempo, scaldare una padella con il burro chiarificato a fuoco medio, aggiungere il parmigiano, la maionese, l'erba cipollina, la salsa tabasco, l'aglio e il restante succo di limone e mescolare bene.
3. Togli il pesce dal forno, condisci la salsa di parmigiano dappertutto, accendi il forno per grigliare e cuoci il pesce per 3 minuti.
4. Dividere nei piatti e servire.

Godere!

Nutrizione: Calorie 240, Grassi 12, Fibre 1, Carboidrati 5, Proteine 23

salmone in crosta

La crostata è meravigliosa!

Tempo di preparazione: 10 minuti.
Tempo di cottura: 15 minuti.
Porzioni: 4

Ingredienti:

- 3 spicchi d'aglio tritati
- 2 chili di filetto di salmone
- Sale e pepe nero a piacere
- ½ tazza di parmigiano grattugiato
- ¼ di tazza di prezzemolo tritato

Indirizzi:

1. Mettere il salmone su una teglia foderata, condire con sale e pepe, coprire con carta da forno, mettere in forno a 425 gradi F e cuocere per 10 minuti.
2. Togliere il pesce dal forno, cospargere di parmigiano, prezzemolo e aglio sul pesce, rimetterlo in forno e cuocere per altri 5 minuti.
3. Dividere nei piatti e servire.

Godere!

Nutrizione: Calorie 240, Grassi 12, Fibra 1, Carboidrati 0,6, Proteine 25

salmone alla panna acida

È il piatto cheto perfetto per una cena del fine settimana!

Tempo di preparazione: 10 minuti.

Tempo di cottura: 15 minuti.

Porzioni: 4

Ingredienti:

- 4 filetti di salmone
- Un filo d'olio d'oliva
- Sale e pepe nero a piacere
- 1/3 di parmigiano grattugiato
- 1 cucchiaino e mezzo di senape
- ½ tazza di panna acida

Indirizzi:

1. Disporre il salmone su una teglia foderata, condire con sale e pepe e condire con olio d'oliva.
2. In una ciotola mescolate la panna con il parmigiano, la senape, il sale e il pepe e mescolate bene.
3. Versare questa miscela di panna acida sul salmone, mettere in forno a 350 gradi F e cuocere per 15 minuti.
4. Dividere nei piatti e servire.

Godere!

Nutrizione: Calorie 200, Grassi 6, Fibre 1, Carboidrati 4, Proteine 20

Salmone grigliato

Questo salmone grigliato dovrebbe essere servito con salsa di avocado!

Tempo di preparazione: 30 minuti.
Tempo di cottura: 10 minuti.
Porzioni: 4

Ingredienti:
- 4 filetti di salmone
- 1 cucchiaio di olio d'oliva
- Sale e pepe nero a piacere
- 1 cucchiaino di cumino, macinato
- 1 cucchiaino di paprika dolce
- ½ cucchiaino di peperoncino ancho in polvere
- 1 cucchiaino di cipolla in polvere

Per la salsa:
- 1 cipolla rossa piccola, tritata
- 1 avocado, snocciolato, sbucciato e tritato
- 2 cucchiai di coriandolo tritato
- succo di 2 limoni
- Sale e pepe nero a piacere

Indirizzi:

1. In una ciotola, unire sale, pepe, peperoncino in polvere, cipolla in polvere, paprika e cumino.
2. Strofinare il salmone con questa miscela, irrorare con l'olio d'oliva e strofinare ancora e cuocere sulla griglia preriscaldata per 4 minuti per lato.
3. Nel frattempo, in una ciotola, mescolare l'avocado con la cipolla rossa, il sale, il pepe, il coriandolo e il succo di lime e mescolare.
4. Dividi il salmone nei piatti e guarnisci ogni filetto con la salsa di avocado.

Godere!

Nutrizione: Calorie 300, Grassi 14, Fibre 4, Carboidrati 5, Proteine 20

Tortini di tonno gustosi

Devi solo preparare queste torte chetogeniche per la tua famiglia stasera!

Tempo di preparazione: 10 minuti.
Tempo di cottura: 10 minuti.
Porzioni: 12

Ingredienti:

- 15 once di tonno in scatola, ben scolato e sminuzzato
- 3 uova
- ½ cucchiaino di aneto essiccato
- 1 cucchiaino di prezzemolo secco
- ½ tazza di cipolla rossa tritata
- 1 cucchiaino di aglio in polvere
- Sale e pepe nero a piacere
- Olio per friggere

Indirizzi:

1. In una ciotola mescolare il tonno con sale, pepe, aneto, prezzemolo, cipolla, aglio in polvere e uova e mescolare bene.
2. Forma le tue torte e mettile su un piatto.

3. Scaldare una padella con un filo d'olio a fuoco medio alto, unire le tortine di tonno, cuocere 5 minuti per lato.
4. Dividere nei piatti e servire.

Godere!

Nutrizione: Calorie 140, Grassi 2, Fibre 1, Carboidrati 0,6, Proteine 6

Baccalà molto gustoso

Oggi ti consigliamo di provare un piatto di merluzzo chetogenico!

Tempo di preparazione: 10 minuti.
Tempo di cottura: 20 minuti.
Porzioni: 4

Ingredienti:

- merluzzo da 1 libbra, tagliato a pezzi medi
- Sale e pepe nero a piacere
- 2 cipolle verdi tritate
- 3 spicchi d'aglio tritati
- 3 cucchiai di salsa di soia
- 1 tazza di brodo di pesce
- 1 cucchiaio di aceto balsamico
- 1 cucchiaio di zenzero grattugiato
- ½ cucchiaino di pepe, tritato

Indirizzi:

1. Scaldate una padella a fuoco medio, aggiungete i pezzi di pesce e fateli rosolare per qualche minuto per lato.
2. Aggiungere l'aglio, l'erba cipollina, il sale, il pepe, la salsa di soia, il brodo di pesce, l'aceto, il pepe e lo

zenzero, mescolare, coprire, abbassare la fiamma e cuocere per 20 minuti.
3. Dividere nei piatti e servire.

Godere!

Nutrizione: Calorie 154, Grassi 3, Fibre 0,5, Carboidrati 4, Proteine 24

Branzino saporito con capperi

È un piatto molto gustoso e facile da preparare a casa quando sei a dieta chetogenica!

Tempo di preparazione: 10 minuti.
Tempo di cottura: 15 minuti.
Porzioni: 4

Ingredienti:

- 1 limone a fette
- 1 chilo di filetto di branzino
- 2 cucchiai di capperi
- 2 cucchiai di aneto
- Sale e pepe nero a piacere

Indirizzi:

1. Adagiare il filetto di branzino su una teglia, condire con sale e pepe, aggiungere capperi, aneto e fettine di limone.
2. Mettere in un forno a 350 gradi F e cuocere per 15 minuti.
3. Dividere nei piatti e servire.

Godere!

Nutrizione: Calorie 150, Grassi 3, Fibre 2, Carboidrati 0,7, Proteine 5

merluzzo con rucola

È un ottimo pasto cheto che sarà pronto per essere servito in men che non si dica!

Tempo di preparazione: 10 minuti.
Tempo di cottura: 20 minuti.
Porzioni: 2

Ingredienti:

- 2 filetti di merluzzo
- 1 cucchiaio di olio d'oliva
- Sale e pepe nero a piacere
- 1 succo di limone
- 3 tazze di rucola
- ½ tazza di olive nere snocciolate e affettate
- 2 cucchiai di capperi
- 1 spicchio d'aglio tritato

Indirizzi:

1. Disporre i filetti di pesce in una pirofila, condire con sale, pepe, irrorare con olio e succo di limone, mescolare bene, infornare a 200 gradi e cuocere per 20 minuti.

2. Nel tuo robot da cucina, unisci la rucola con sale, pepe, capperi, olive e aglio e mescola leggermente.
3. Disporre il pesce nei piatti, guarnire con la tapenade di rucola e servire.

Godere!

Nutrizione: Calorie 240, Grassi 5, Fibre 3, Carboidrati 3, Proteine 10

Ippoglosso arrosto e verdure

Amerai questa fantastica idea cheto!

Tempo di preparazione: 10 minuti.
Tempo di cottura: 35 minuti.
Porzioni: 2

Ingredienti:
- 1 peperone rosso, tritato
- 1 peperone giallo, tritato
- 1 cucchiaino di aceto balsamico
- 1 cucchiaio di olio d'oliva
- 2 filetti di sogliola
- 2 tazze di spinaci novelli
- Sale e pepe nero a piacere
- 1 cucchiaino di cumino

Indirizzi:
1. In una ciotola mescolate i peperoni con sale, pepe, metà dell'olio e l'aceto, mescolate bene e trasferite in una pirofila.
2. Mettere in forno a 400 gradi F e cuocere per 20 minuti.

3. Scaldate una padella con l'olio rimasto a fuoco medio, aggiungete il pesce, condite con sale, pepe e cumino e fate rosolare da tutte le parti.
4. Togliere la teglia dal forno, aggiungere gli spinaci, mescolare delicatamente e dividere l'intero composto nei piatti.
5. Aggiungere il pesce a parte, cospargere con un po' più di sale e pepe e servire.

Godere!

Nutrizione: Calorie 230, Grassi 12, Fibre 1, Carboidrati 4, Proteine 9

gustoso curry di pesce

Hai mai provato un keto curry? Allora dovresti prestare attenzione qui sotto!

Tempo di preparazione: 10 minuti.
Tempo di cottura: 25 minuti.
Porzioni: 4

Ingredienti:
- 4 filetti di pesce bianco
- ½ cucchiaino di semi di senape
- Sale e pepe nero a piacere
- 2 peperoni verdi tritati
- 1 cucchiaino di zenzero grattugiato
- 1 cucchiaino di curry in polvere
- ¼ cucchiaino di cumino macinato
- 4 cucchiai di olio di cocco
- 1 cipolla rossa piccola, tritata
- Radice di curcuma grattugiata da 1 pollice
- ¼ tazza di coriandolo
- 1 tazza e ½ di crema di cocco
- 3 spicchi d'aglio tritati

Indirizzi:

1. Scaldare una padella con metà dell'olio di cocco a fuoco medio, aggiungere i semi di senape e cuocere per 2 minuti.
2. Aggiungere lo zenzero, la cipolla e l'aglio, mescolare e cuocere per 5 minuti.
3. Aggiungere la curcuma, il curry, il pepe e il cumino, mescolare e cuocere per altri 5 minuti.
4. Aggiungere il latte di cocco, sale e pepe, mescolare, portare a ebollizione e cuocere per 15 minuti.
5. Scaldare un'altra padella con l'olio rimanente a fuoco medio, aggiungere il pesce, mescolare e cuocere per 3 minuti.
6. Aggiungere questo alla salsa al curry, mescolare e cuocere per altri 5 minuti.
7. Aggiungere il coriandolo, mescolare, dividere in ciotole e servire.

Godere!

Nutrizione: Calorie 500, Grassi 34, Fibre 7, Carboidrati 6, Proteine 44

deliziosi gamberetti

È un'idea per una cena facile e gustosa!

Tempo di preparazione: 10 minuti.
Tempo di cottura: 10 minuti.
Porzioni: 4

Ingredienti:

- 2 cucchiai di olio d'oliva
- 1 cucchiaio di burro chiarificato
- 1 chilo di gamberi, sbucciati e puliti
- 2 cucchiai di succo di limone
- 2 cucchiai di aglio tritato
- 1 cucchiaio di scorza di limone
- Sale e pepe nero a piacere

Indirizzi:

1. Scaldare una padella con l'olio e il burro chiarificato a fuoco medio, aggiungere i gamberi e cuocere per 2 minuti.
2. Aggiungere l'aglio, mescolare e cuocere per altri 4 minuti.

3. Aggiungere il succo di limone, la scorza di limone, il sale e il pepe, mescolare, togliere dal fuoco e servire. Godere!

Nutrizione: Calorie 149, Grassi 1, Fibre 3, Carboidrati 1, Proteine 6

barramundi alla griglia

Questo è un piatto eccezionale!

Tempo di preparazione: 10 minuti.

Tempo di cottura: 12 minuti.

Porzioni: 4

Ingredienti:

- 2 filetti di barramundi
- 2 cucchiaini di olio d'oliva
- 2 cucchiaini di condimento italiano
- ¼ di tazza di olive verdi, snocciolate e tritate
- ¼ di tazza di pomodorini, tritati
- ¼ di tazza di olive nere tritate
- 1 cucchiaio di scorza di limone
- 2 cucchiai di scorza di limone
- Sale e pepe nero a piacere
- 2 cucchiai di prezzemolo tritato
- 1 cucchiaio di olio d'oliva

Indirizzi:

1. Strofina il pesce con sale, pepe, condimento italiano e 2 cucchiaini di olio d'oliva, trasferiscilo su una teglia e mettilo da parte per ora.
2. Nel frattempo, in una ciotola, unire i pomodori con tutte le olive, sale, pepe, scorza e succo di limone, prezzemolo e 1 cucchiaio di olio d'oliva e mescolare bene.
3. Mettere il pesce in forno a 400 gradi F e cuocere per 12 minuti.
4. Dividete il pesce nei piatti, coprite con la salsa di pomodoro e servite.

Godere!

Nutrizione: Calorie 150, Grassi 4, Fibre 2, Carboidrati 1, Proteine 10

Gambero al Cocco

Dovete provare questo piatto semplice, colorato e molto gustoso!

Tempo di preparazione: 10 minuti.
Tempo di cottura: 13 minuti.
Porzioni: 4

Ingredienti:

- 1 chilo di gamberi, sbucciati e puliti
- Sale e pepe nero a piacere
- 4 pomodorini, tritati
- 2 tazze di piselli dolci tagliati longitudinalmente
- 1 peperone rosso, affettato
- 1 cucchiaio di olio d'oliva
- ½ tazza di coriandolo tritato
- 1 cucchiaio di aglio tritato
- ½ tazza di cipolla verde tritata
- ½ cucchiaino di scaglie di peperoncino
- 10 once di latte di cocco
- 2 cucchiai di succo di limone

Indirizzi:

1. Scaldare una padella con olio d'oliva a fuoco medio, aggiungere i piselli e friggere per 2 minuti.
2. Aggiungere il pepe e cuocere per altri 3 minuti.
3. Aggiungere il coriandolo, l'aglio, lo scalogno e i fiocchi di peperoncino, mescolare e cuocere per 1 minuto.
4. Aggiungere i pomodori e il latte di cocco, mescolare e cuocere il tutto per 5 minuti.
5. Aggiungere i gamberi e il succo di limone, mescolare e cuocere per 3 minuti.
6. Aggiustate di sale e pepe, mescolate e servite ben caldo.

Godere!

Nutrizione: Calorie 150, Grassi 3, Fibre 3, Carboidrati 1, Proteine 7

insalata di gamberetti

Questo piatto in stile tailandese è così saporito!

Tempo di preparazione: 10 minuti.
Tempo di cottura: 0 minuti.
Porzioni: 4

Ingredienti:
- 1 cetriolo, a spirale
- ½ tazza di basilico tritato
- ½ libbra di gamberi, cotti, sbucciati e puliti
- Sale e pepe nero a piacere
- 1 cucchiaio di stevia
- 2 cucchiaini di salsa di pesce
- 2 cucchiai di succo di limone
- 2 cucchiaini di salsa all'aglio

Indirizzi:
1. Metti le tagliatelle al cetriolo su un tovagliolo di carta, copri con un altro e premi bene.
2. Mettere in una ciotola e mescolare con basilico, gamberi, sale e pepe.

3. In un'altra ciotola, unisci la stevia con la salsa di pesce, il succo di lime e la salsa piccante e mescola bene.
4. Aggiungere questo all'insalata di gamberi, mescolare bene e servire.

Godere!

Nutrizione: Calorie 130, Grassi 2, Fibre 3, Carboidrati 1, Proteine 6

Mahi Mahi alla griglia e salsa

Oggi puoi provare un fantastico piatto keto mediterraneo!

Tempo di preparazione: 10 minuti.

Tempo di cottura: 16 minuti.

Porzioni: 2

Ingredienti:

- 2 filetti di mahi mahi
- ½ tazza di cipolla gialla tritata
- 4 cucchiaini di olio d'oliva
- 1 cucchiaino di condimento greco
- 1 cucchiaino di aglio tritato
- 1 peperone verde tritato
- ½ tazza di salsa di pomodoro in scatola
- 2 cucchiai di olive kalamata, snocciolate e tritate
- ¼ tazza di brodo di pollo
- Sale e pepe nero a piacere
- 2 cucchiai di formaggio feta, sbriciolato

Indirizzi:

1. Scaldare una padella con 2 cucchiaini di olio a fuoco medio, aggiungere il peperone e la cipolla, mescolare e cuocere per 3 minuti.
2. Aggiungere il condimento greco e l'aglio, mescolare e cuocere per un altro minuto.
3. Aggiungere il brodo, le olive e la salsa, mescolare ancora e cuocere finché il composto non si addensa, 5 minuti.
4. Trasferire in una ciotola e mettere da parte per ora.
5. Riscaldare nuovamente la padella con il resto dell'olio a fuoco medio, aggiungere il pesce, condire con sale e pepe e cuocere per 2 minuti.
6. Girare, cuocere per altri 2 minuti e trasferire su una teglia.
7. Versare la salsa sul pesce, mettere in forno e cuocere a 425 gradi F per 6 minuti.
8. Cospargere di formaggio feta e servire caldo.

Godere!

Nutrizione: Calorie 200, Grassi 5, Fibre 2, Carboidrati 2, Proteine 7

Gamberetti piccanti

Dovresti prendere in considerazione l'idea di prepararlo per cena stasera!

Tempo di preparazione: 10 minuti.
Tempo di cottura: 8 minuti.
Porzioni: 2

Ingredienti:

- ½ libbra di gamberi grandi, sbucciati e puliti
- 2 cucchiaini di salsa Worcestershire
- 2 cucchiaini di olio d'oliva
- 1 succo di limone
- Sale e pepe nero a piacere
- 1 cucchiaino di condimento creolo

Indirizzi:

1. Disporre i gamberi in uno strato su una teglia, condire con sale e pepe e condire con olio d'oliva.
2. Aggiungere la salsa Worcestershire, il succo di limone e cospargere con il condimento creolo.
3. Mescolare un po' i gamberi, metterli in forno, metterli sulla griglia e cuocere per 8 minuti.
4. Dividere tra 2 piatti e servire.

Godere!

Nutrizione: Calorie 120, Grassi 3, Fibre 1, Carboidrati 2, Proteine 6

tortino di tacchino

È un ottimo modo per concludere la giornata!

Tempo di preparazione: 10 minuti.

Tempo di cottura: 40 minuti.

Porzioni: 6

Ingredienti:

- 2 tazze di brodo di tacchino
- 1 tazza di carne di tacchino, cotta e sminuzzata
- Sale e pepe nero a piacere
- 1 cucchiaino di timo tritato
- ½ tazza di cavolo tritato
- ½ tazza di zucca butternut, sbucciata e tritata
- ½ tazza di formaggio cheddar grattugiato
- ¼ di cucchiaino di paprika
- ¼ cucchiaino di aglio in polvere
- ¼ cucchiaino di gomma di xantano
- spray da cucina

Per l'impasto:

- ¼ tazza di burro chiarificato
- ¼ cucchiaino di gomma di xantano
- 2 tazze di farina di mandorle
- Un po' di sale
- 1 uovo
- ¼ tazza di formaggio cheddar

Indirizzi:
1. Scaldare una padella con il brodo a fuoco medio.
2. Aggiungere la polpa di zucca e tacchino, mescolare e cuocere per 10 minuti.
3. Aggiungere l'aglio in polvere, il cavolo, il timo, la paprika, il sale, il pepe e ½ tazza di formaggio cheddar e mescolare bene.
4. In una ciotola, mescola ¼ di cucchiaino di gomma di xantano con ½ tazza di brodo dalla pentola, mescola bene e aggiungi il tutto nella pentola.
5. Togliere dal fuoco e mettere da parte per ora.
6. In una ciotola mescolate la farina con ¼ di cucchiaino di gomma di xantano e un pizzico di sale e mescolate.
7. Aggiungere il burro chiarificato, l'uovo e ¼ di tazza di formaggio cheddar e mescolare fino ad ottenere una crosta di torta.
8. Formate una palla e conservatela per ora in frigo.
9. Spruzzare una teglia con spray da cucina e spalmare il ripieno della torta sul fondo.
10. Trasferire l'impasto su un piano di lavoro, stenderlo in un cerchio e farcirlo sopra.
11. Pressare bene e chiudere i bordi, infornare a 180°C e cuocere per 35 minuti.
12. Lasciate raffreddare leggermente la torta e servite.

Nutrizione: Calorie 320, Grassi 23, Fibre 8, Carboidrati 6, Proteine 16

zuppa di tacchino

È una zuppa molto confortante e ricca!

Tempo di preparazione: 10 minuti.
Tempo di cottura: 30 minuti.
Porzioni: 4

Ingredienti:
- 3 gambi di sedano, tritati
- 1 cipolla gialla tritata
- 1 cucchiaio di burro chiarificato
- 6 tazze di brodo di tacchino
- Sale e pepe nero a piacere
- ¼ di tazza di prezzemolo tritato
- 3 tazze di spaghetti cotti tritati
- 3 tazze di tacchino, cotte e sminuzzate

Indirizzi:
1. Scaldare una padella con il burro chiarificato a fuoco medio-alto, aggiungere il sedano e la cipolla, mescolare e cuocere per 5 minuti.
2. Aggiungere il prezzemolo, il brodo, la carne di tacchino, sale e pepe, mescolare e cuocere per 20 minuti.

3. Aggiungere la zucca spaghetti, mescolare e cuocere la zuppa di tacchino per altri 10 minuti.
4. Dividere in ciotole e servire.

Godere!

Nutrizione: Calorie 150, Grassi 4, Fibre 1, Carboidrati 3, Proteine 10

delizia di tacchino arrosto

Provalo presto! Lo farai anche una seconda volta!

Tempo di preparazione: 10 minuti.
Tempo di cottura: 45 minuti.
Porzioni: 8

Ingredienti:

- 4 tazze di zucchine tagliate a spirale
- 1 uovo sbattuto
- 3 tazze di cavolo tritato
- 3 tazze di carne di tacchino, cotta e sminuzzata
- ½ tazza di brodo di tacchino
- ½ tazza di ricotta
- 1 cucchiaino di condimento per pollame
- 2 tazze di formaggio cheddar grattugiato
- ½ tazza di parmigiano grattugiato
- Sale e pepe nero a piacere
- ¼ cucchiaino di aglio in polvere

Indirizzi:

1. Scaldare una padella con il brodo a fuoco medio-basso.

2. Aggiungere l'uovo, la panna acida, il parmigiano, il formaggio cheddar, il sale, il pepe, il condimento per pollame e l'aglio in polvere, mescolare e portare a ebollizione.
3. Aggiungere la carne di tacchino e il cavolo, mescolare e togliere dal fuoco.
4. Disporre le tagliatelle di zucchine in una pirofila, aggiungere un po' di sale e pepe, versare il composto di tacchino e stenderlo.
5. Coprire con un foglio di alluminio, mettere in un forno a 400 gradi F e cuocere per 35 minuti.
6. Lasciare raffreddare leggermente prima di servire.

Godere!

Nutrizione: Calorie 240, Grassi 15, Fibre 1, Carboidrati 3, Proteine 25

conclusione

Questo è davvero un libro di cucina che cambia la vita. Ti mostra tutto ciò che devi sapere sulla dieta chetogenica e ti aiuta a iniziare.
Ora conosci alcune delle ricette chetogeniche migliori e più popolari al mondo.
Ne abbiamo per tutti i gusti!

Quindi, non esitare troppo a lungo e inizia la tua nuova vita come seguace della dieta chetogenica!
Metti le mani su questa raccolta speciale di ricette e inizia a cucinare in questo modo nuovo, eccitante e salutare!

Buon divertimento e goditi la tua dieta chetogenica!